Stellen Sie Ihr Hamsterrad in die Ecke und machen Sie eine Pause. Einfach slow.

Besuchen Sie uns im Internet:
www.mens-sana.de

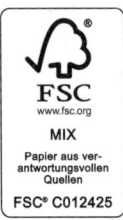

Originalausgabe
Copyright © 2015 Knaur Verlag
Ein Imprint der Verlagsgruppe
Droemer Knaur GmbH & Co. KG, München.
Alle Rechte vorbehalten. Das Werk darf – auch teilweise –
nur mit Genehmigung des Verlags wiedergegeben werden.
Cover, Gestaltung, Satz: lauterbachdesign.de
Druck/Bindung: Offizin Andersen Nexö Leipzig GmbH, Zwenkau
ISBN 978-3-426-65765-2

2 4 6 5 3

Johannes Lauterbach

slowtime!

Einfach mal anhalten.
Die besten Tipps zum Entspannen.

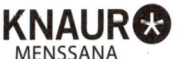

KNAUR
MENSSANA

INHALT

ENTSCHLEUNIGT LEBEN

Seit Anfang des 19. Jahrhunderts hat sich unser Kommunikationstempo um das zehnmillionenfache beschleunigt und die Reisegeschwindigkeit verhundertfacht. Dagegen reduzierte sich die durchschnittliche Schlafzeit um zwei Stunden. Viel zu selten gönnen wir uns eine Pause. Selbst die Freizeit wird nicht als freie Zeit wahrgenommen, sondern als Zeit, in der man all die Dinge erledigen muss, für die man sonst keine Zeit hat. Freude, Humor und Spaß am Leben bleiben da schnell auf der Strecke. Kein Wunder, dass sich viele von uns beim Jahreswechsel weniger Stress und mehr Entspannung wünschen. Doch oft hält der Vorsatz nicht lange.

Wer allerdings meint, den Stress erst nach der Arbeit, am Wochenende oder in den Ferien abbauen zu können, zapft ständig die eigenen Leistungsreserven an. Körper und Geist können auf Dauer nur Höchstleistungen bringen, wenn wir uns regelmäßige Pausen gönnen – gerade auch während der Arbeitszeit. Denn nur im Ruhezustand können wir regenerieren.

Erfolgreiche Sportler wissen, dass die eigene Leistungsfähigkeit zu einem großen Teil von der Qualität der Regeneration abhängt. Sie achten deshalb auf eine gesunde Balance zwischen Anspannung und Entspannung.

Wir Normalos ticken dagegen ganz anders. Wir wollen oder können häufig nicht mehr abschalten und loslassen.

Regelmäßige Entspannungspausen rechnen sich. Schon nach kurzer Zeit fühlen Sie sich besser, sind fit und leistungsfähig. Sie treten Konflikten gelassener gegenüber, können Ihr Potenzial besser ausschöpfen und haben mehr Freude am Leben.

Sie lesen dieses Buch, weil Sie sich entspannen wollen, und nicht, weil Sie sich zusätzlich stressen möchten. Also wenn Sie sich bei einer Übung nicht gut fühlen, machen Sie eine andere, die Ihnen leichter fällt. Setzen Sie sich bitte nicht unter Druck. Zwinkern Sie sich innerlich zu, wenn mal etwas nicht klappt. Nehmen Sie es humorvoll. Lachen entspannt.

Probieren Sie die Übungen einfach aus und finden Sie heraus, welche Technik zu Ihnen passt. Es klappt vielleicht nicht gleich auf Anhieb, doch es geht von Mal zu Mal besser.

Haben Sie die kurzen Übungen erst einmal verinnerlicht, können Sie sie überall einsetzen: Im Büro, zu Hause, im Wartezimmer, unterwegs im parkenden Auto oder in Bahn oder Bus. Mit ein wenig Training sind Sie in der Lage, überall und jederzeit zu entspannen – auch in stressigen Situationen. Was Sie brauchen, ist allein ein wenig Mut – Mut zur Pause.

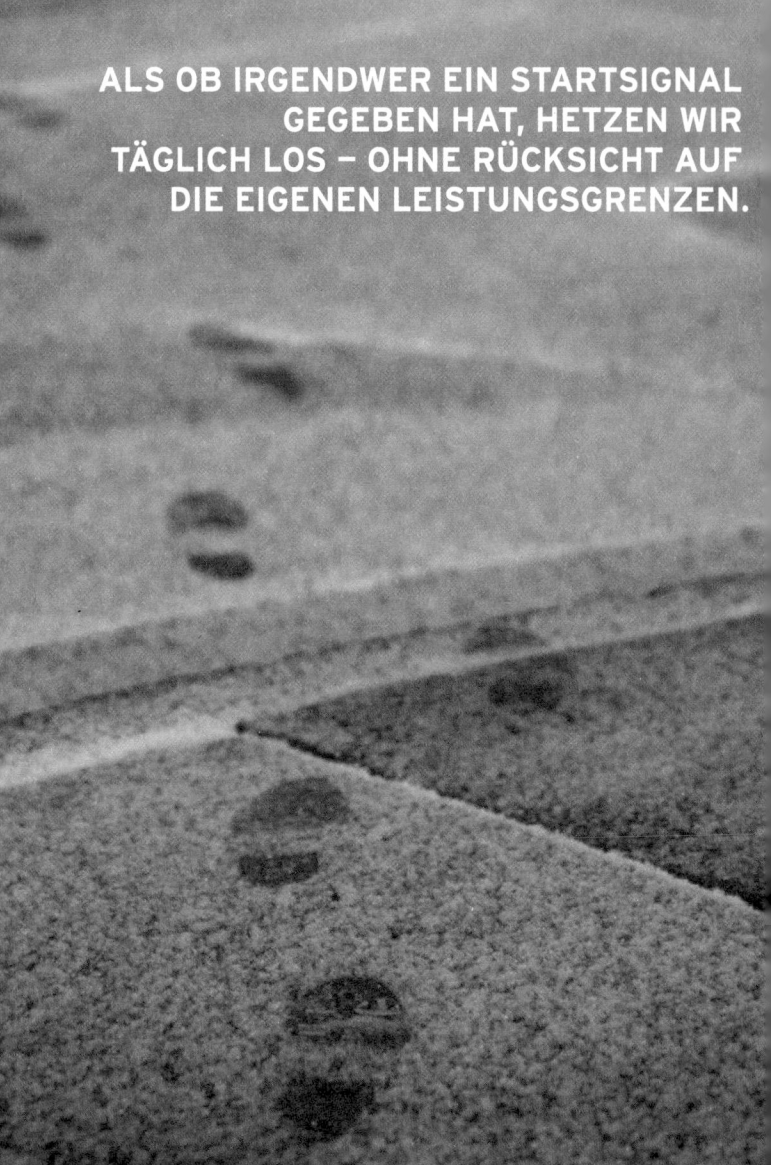

ALS OB IRGENDWER EIN STARTSIGNAL GEGEBEN HAT, HETZEN WIR TÄGLICH LOS – OHNE RÜCKSICHT AUF DIE EIGENEN LEISTUNGSGRENZEN.

Bessere Planung

Es gibt Menschen, die versuchen den ganzen Tag die ver-
lorene Zeit einzuholen. Schon morgens auf dem Weg zur
Arbeit müssen sie rennen, um Bus oder Bahn rechtzeitig
zu bekommen. Das muss nicht sein.

. . . .

So geht's: Sie überprüfen Ihr Timing und planen einfach mehr Zeit ein. Sie stehen beispielsweise zehn oder
fünfzehn Minuten früher auf. Sie können auch schon
am Vorabend Ihr Frühstück vorbereiten, die Arbeits-
tasche packen oder die Kleidung herauslegen. Kleine
Maßnahmen mit großer Wirkung. Ihr Tag beginnt entspannter. Sie brauchen nicht zu hetzen.

. . . .

Bewusst gehen

Wie oft am Tag beachten Sie beim Laufen Ihre Füße? Die meisten Schritte, die wir machen, sind uns gar nicht recht bewusst. Wenn Sie das nächste Mal auf Ihren Bus oder Ihre Bahn warten, schenken Sie Ihren Füßen doch mal Ihre ungeteilte Aufmerksamkeit.

. . . .

So geht's: Sie gehen langsam hin und her und konzentrieren sich auf den Bewegungsablauf. Sie heben einen Fuß, bewegen ihn nach vorn, setzen ihn vor sich ab, verlagern das Gewicht darauf und heben dann den anderen Fuß. Achten Sie dabei ganz bewusst auf die Empfindungen in Ihren Füßen beim Berühren des Bodens.

Übungsdauer: 1 bis 3 Minuten (oder bis der Zug kommt)

. . . .

Übungserweiterung: Sie binden Ihren Atem in den Bewegungsablauf mit ein. Beim Einatmen heben Sie Ihren Fuß und beim Ausatmen senken und setzen Sie ihn wieder auf den Boden auf. Wenn Sie möchten, können Sie beim Anheben des Fußes auch innerlich sagen „Heben" und beim Absetzen sagen Sie in Gedanken „Absetzen". Dadurch können Sie die Konzentration besser halten.

Mal anders fahren

Fahrten mit Bus und Bahn sind eine wunderbare Möglichkeit, zu entspannen. Sie können ein kleines Nickerchen oder eine ganz neue Erfahrung machen.

. . . .

So geht's: Sie sitzen oder stehen. Ihre Augen sind geschlossen oder offen. Sie konzentrieren sich ausschließlich auf die Geräusche und Gespräche in Ihrer Umgebung. Sie hören, ohne zu bewerten. Beginnen Sie mit Geräuschen oder Gesprächen in der Nähe und „erlauschen" Sie dann auch weiter Entferntes. Sie werden überrascht sein, was Sie alles hören. Eine kleine Herausforderung ist dabei das Handygespräch, das Ihr Nachbar gerade führt. In so einem Fall konzentrieren Sie sich einfach auf ein anderes Geräusch.

Übungsdauer: 2 bis 5 Minuten

. . . .

Freiräume finden

„Ich fühle mich eingeengt. Ich kann kaum noch atmen." Haben Sie so etwas auch schon mal gedacht? Wir alle brauchen unsere Freiräume. Mal mehr, mal weniger. Hier eine einfache Übung, mit der Sie Freiräume in Ihrer unmittelbaren Nähe für sich entdecken können.

· ·

So geht's: Sie lenken in der Bahn, im Park, im Büro oder zu Hause Ihren Blick auf die überall vorhandenen Zwischenräume. Was ist da zwischen den Stuhlbeinen, den Streben der Heizung, den Blättern der Topfpflanze, den beiden Schränken oder den Köpfen der Fahrgäste in der Bahn? Genau! Da ist nichts. Entdecken Sie die Zwischenräume in Ihrer Umgebung. Erleben Sie den Freiraum, der Sie umgibt, und atmen Sie durch.

Übungsdauer: 2 bis 3 Minuten

· ·

Hintergrund: *Auch unser Körper hat jede Menge Freiräume. Wenn wir die feste Materie eines Menschen zusammenfassen würden, käme ein Stück in der Größe eines Würfelzuckers heraus.*

Andere Wege gehen

Sie sind diesen Weg schon sehr oft gegangen. Sie meinen, alles schon zu kennen. Was um Sie herum passiert, interessiert Sie deshalb nicht wirklich. Sie lassen sich von Ihrem Autopiloten führen, während Sie selbst in Gedanken versunken sind. Haben Sie sich gerade in der Beschreibung wiedererkannt? Dann möchten Sie vielleicht mal etwas anders machen.

. . . .

So geht's: Sie verlassen Ihren gewohnten Weg und biegen eine Querstraße früher ab. Durch diese kleine Veränderung laufen Sie nicht mehr wie ein ferngesteuerter Roboter durch die Welt, sondern nehmen bewusst wahr, was um Sie herum passiert. Sie sehen Neues und Überraschendes – wie im Urlaub, wenn Sie eine fremde Stadt für sich entdecken. Abwechslung schafft Aufmerksamkeit und wirkt entspannend.

Übungsdauer: abhängig vom Weg

. . . .

Übungserweiterung: Sie verlassen Ihren gewohnten Weg, indem Sie einfach nur einen Schritt zur Seite machen und dann weiterlaufen. Sie wechseln Ihre Spur und sind gleich viel wacher und präsenter.

Entspannt warten

Sie stehen im Supermarkt an der Kasse. Sie haben es eilig. Vor Ihnen sind noch fünf, sechs andere Kunden. Sie haben nun zwei Möglichkeiten: Entweder Sie stressen sich, oder aber Sie nutzen die Zeit in der Warteschlange für eine kleine, unauffällige Entspannungsübung.

. . . .

So geht's: **Sie atmen drei- bis viermal ein und aus und spüren dabei bewusst die Atembewegung in Ihrem Körper. Vielleicht strafft sich beim Einatmen Ihre Jacke ein wenig, oder Sie spüren, wie der Stoff Ihrer Kleidung beim Ein- und Ausatmen leicht über Ihren Körper reibt. Sie beobachten Ihren Atem und entspannen auf diese Weise.**

Übungsdauer: 30 Sekunden bis 1 Minute

. . . .

Hintergrund: Im Durchschnitt nehmen wir rund zwanzigtausend Atemzüge am Tag. Dies sind zwanzigtausend Gelegenheiten, uns wieder zu sammeln. Die Wahrnehmung des Atems ist die wichtigste Hilfe, um unsere Aufmerksamkeit vom Denken abzuziehen und auf den gegenwärtigen Moment zu lenken.

Einfach lächeln

Den Stress weglächeln? Versuchen Sie es doch mal! Es hilft und entspannt Sie sofort.

. . . .

So geht's: Sie ziehen bewusst Ihre Mundwinkel nach oben. Auf diese Weise entsteht ein Lächeln, bei dem der Gesichtsmuskel zwischen Wange und Auge genau auf den Nerv drückt, der unserem Gehirn eine fröhliche Stimmung signalisiert. Versuchen Sie, die wohltuende Entspannung des Lächelns auch in Ihrem Bauch- und Beckenraum zu spüren.

Übungsdauer: mehrmals am Tag

. . . .

Übungserweiterung: Ein Lächeln wirkt nicht nur nach innen, sondern auch nach außen. Sie können das ganz einfach ausprobieren.

So geht's: Sie gehen mit einem ernsten Gesicht durch eine Fußgängerzone und beobachten die Reaktionen der Menschen, die Ihnen entgegenkommen. Anschließend gehen Sie noch einmal freundlich lächelnd durch die Fußgängerzone.

. . . .

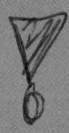

Ich bin nicht meine Gedanken

Häufig beunruhigen uns nicht bestimmte Ereignisse oder Geschehnisse, sondern es sind die Gedanken, die wir uns über etwas machen. Wir verheddern uns in negativen Grübeleien, bloß um dann festzustellen, dass unsere Gedanken nichts oder nur sehr wenig mit der Wirklichkeit zu tun haben. Problem dabei: Was wir denken, bestimmt in weiten Teilen, wie wir uns fühlen und wie wir handeln. Interessanterweise ist es dabei ganz entscheidend, wie wir unseren eigenen Handlungsspielraum bewerten. Je selbstbestimmter wir eine Situation erleben, desto entspannter und gelassener können wir uns verhalten und auf unsere Mitmenschen zugehen.

Ein gutes Beispiel dafür ist der Stau morgens auf dem Weg zur Arbeit. Egal, was wir denken oder wie wir ihn bewerten – wir werden ihn nicht verhindern können. Trotzdem haben wir einen gewissen Entscheidungsspielraum: Wir können uns kritisieren oder bemitleiden, weil wir immer wieder in die ähnlich unerfreuliche Situation kommen. Wir können auf die Politiker meckern, die keine breiteren Straßen geplant haben. Auch die Bauarbeiter sind ein gutes Ziel für unseren Frust. Denn schließlich hätten sie ja ihre Arbeit schneller erledigen können. Es gibt also zahlreiche Möglichkeiten, uns negativ einzuschwingen und damit Herzfrequenz und Blutdruck etc. hochzutreiben. Es geht aber auch anders: Wir können gelassen bleiben und dementsprechend handeln – so gut es halt geht. Wir rufen bei der Arbeit oder beim Kunden an, um unsere Verspätung anzukündigen und genießen die freie Zeit, die wir plötzlich haben, oder nutzen sie für eine kleine Entspannungsübung.

Abgesehen vom Stau im Berufsverkehr – es wird immer wieder Situationen geben, die wir nicht kontrollieren und beeinflussen können. Was wir allerdings verändern können, ist unsere innere Einstellung zu den Geschehnissen in unserem Leben. Entscheiden wir uns im Stau für mehr Ruhe und Gelassenheit, haben wir schon den ersten wichtigen Schritt getan. Die Entscheidung liegt allein bei uns.

Tipp: Versuchen Sie in schwierigen Situationen besonders aufmerksam zu sein. Stressabbau beginnt damit, dass Sie Ihre stresserzeugenden Gedanken erkennen, hinterfragen und korrigieren. Achten Sie darauf, nicht unbewusst in negative Sichtweisen hineinzugleiten. Werden Sie zum Boss Ihrer Gedanken und lassen Sie sich nicht mehr von ihnen durch das Leben hetzen.

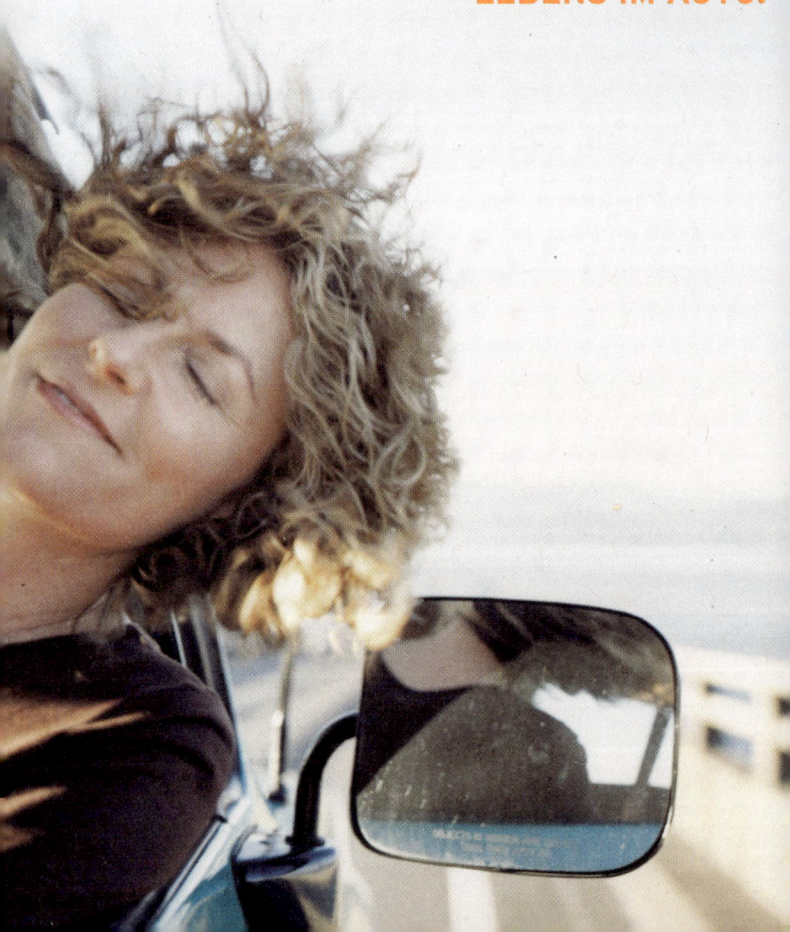

AUTOFAHRTEN KÖNNEN WIR NUTZEN, UM ZU ENTSPANNEN. ZEIT DAFÜR HABEN WIR GENUG. DURCHSCHNITTLICH SITZEN WIR 2,5 JAHRE UNSERES LEBENS IM AUTO.

Beim Blick in den Rückspiegel

Was machen die meisten Menschen, bevor sie ihr Auto starten und losfahren? Sie schauen mehr oder weniger unbewusst in den Rückspiegel. Mein Tipp: Nutzen Sie diesen kurzen Blick zur Entspannung und Motivation.

. . . .

So geht's: Sie schauen in den Rückspiegel und zwinkern oder nicken sich aufmunternd zu. Vor einem wichtigen Termin können Sie sich zusätzlich Mut zusprechen, indem Sie sich zwinkernd in Gedanken sagen: „Nur die Ruhe, das klappt schon." Sind Sie nach einem anstrengenden Tag auf dem Nachhauseweg, können Sie sich mit einem Zwinkern für die geleistete Arbeit loben. Mit dieser kleinen Geste, verbunden mit einem ruhigen Atemzug, wertschätzen Sie sich und lassen los.

Übungsdauer: 3 bis 5 Sekunden

. . . .

An der Ampel

Hätten Sie in Ihrem Auto ein Zählwerk, das anspringt, wenn Sie an einer roten Ampel stehen, dann kämen im Laufe Ihres Autofahrer-Lebens mehr als 4000 Stunden zusammen. Rote Ampeln kosten uns Zeit. Was halten Sie davon, wenn Sie rote Ampeln von nun an als Signalgeber für die eigene Gesunderhaltung betrachten?

. . . .

So geht's: Sie stehen an einer roten Ampel und nutzen die Wartezeit für zwei, drei bewusste Atemzüge. Da Sie im Autositz einen festen Kontakt mit der Rückenlehne haben, können Sie das Ein- und Ausatmen auch gut in Ihrem unteren Rückenbereich wahrnehmen. Ihre Atmung wird dadurch automatisch tiefer.

Übungsdauer: 20 Sekunden bis 1 Minute

. . . .

Hintergrund: Durch die Atmung erhalten unsere Organe eine Massage. Allein die Niere legt aufgrund der Zwerchfellbewegung pro Tag über 300 Meter zurück. In der Traditionellen Chinesischen Medizin (TCM) sind die Nieren zudem Träger und Speicher der Lebensenergie. Man legt deshalb großen Wert auf die „Pflege der Nierenenergie".

Im Stau

Laut Statistik steht jeder deutsche Autofahrer in seinem Leben durchschnittlich 219 Tage im Stau. Pro Jahr sind das 70 Stunden, in denen wir oft genervt sind. Nutzen Sie die Zeit, die Sie im Stau stehen, sinnvoll aus.

. . . .

So geht's: Sie umschließen mit beiden Händen das Steuer, drücken fest zu und halten die Anspannung drei bis zehn Atemzüge. Spüren Sie die Anspannung in den Armen und Schultern, im Rücken und Bauch sowie in Ihrem Gesäß und in den Beinen. Lassen Sie wieder los und genießen Sie dann das angenehme Gefühl der gelockerten Muskeln. Machen Sie sich den Unterschied zwischen Anspannung und Entspannung bewusst. Sie können die Übung mehrmals wiederholen.

Übungsdauer: 1 bis 2 Minuten

. . . .

Hintergrund: Diese Übung basiert auf dem Verfahren der Progressiven Muskelentspannung. Dabei erzielen wir Entspannung durch gezielte Muskelanspannung. Der Ablauf ist ganz einfach: Wir kommen zur Ruhe, spannen eine Muskelgruppe an, lassen wieder los und spüren der gerade erlebten Entspannung nach.

Auf dem Weg zur Arbeit

Voiceworker wie Verkäufer oder Lehrer erleben es oft: Spätestens am Abend sind sie heiser. Wer Vorsorge treffen will, macht morgens auf der Fahrt zur Arbeit ein summendes Stimm-Warm-up.

. . . .

So geht's: Sie lockern mit einem entspannten Gähnen Ihre Kiefergelenke und summen dann einige Minuten vor sich hin. Entweder Sie improvisieren oder orientieren sich an einem Lied im Radio. Achten Sie darauf, dass Sie beim Summen nicht Ihre Stimme drücken oder quetschen. Idealerweise spüren Sie ein leichtes Prickeln auf der Oberlippe und entdecken Ihren Kopf als Resonanzraum.

Übungsdauer: 2 bis 5 Minuten

. . . .

Hintergrund: Unsere Stimme ist in Schallwellen umgewandelter Ausatem. Der Ausatem versetzt die Stimmlippen in Schwingung und erzeugt so einen Ton. Je freier unsere Stimmlippen schwingen können, desto gesünder ist unsere Stimme. Bei Männern schwingen die Stimmlippen ca. 110-mal, bei Frauen 220-mal pro Sekunde. Die höhere Schwingungszahl der Stimmlippen ist der Grund, warum mehr Frauen als Männer Schwierigkeiten mit ihrer Stimme haben. Wenn wir nun vor Arbeitsbeginn einige Minuten summen, pendelt sich die Stimme etwas tiefer ein. Dadurch werden Männer und insbesondere auch Frauen nicht so schnell heiser. Summen beruhigt und ist Balsam für strapazierte Stimmen.

Tipps für eine entspannte Stimme

> Trinken Sie über den Tag verteilt 1,5 bis 2 Liter Wasser. Damit halten Sie den Stoffwechsel in Gang und die Schleimhäute feucht.

> Husten Sie, anstatt sich zu räuspern. Räuspern reizt Ihre Stimmbänder zusätzlich.

> Achten Sie auf eine ausgewogene Mund- und Nasenatmung. Bei der Atmung durch den Mund trocknet der Mundraum schneller aus.

> Achten Sie auf eine aufrechte Körperhaltung. Die Wirbelsäule übt dadurch keinen Druck auf den Kehlkopf aus, und das Zwerchfell – unser wichtigster Atemmuskel – bleibt beweglich.

Auf der Autobahn

Selbst eine Fahrt auf der Autobahn lässt sich für eine stressreduzierende Übung nutzen. Sie trainieren Ihre Aufmerksamkeit und erleben dabei Ihre Umwelt neu.

. . . .

So geht's: Ihr Handy und das Autoradio sind ausgeschaltet. Sie sitzen gerade und atmen ruhig ein und aus. Achten Sie darauf, dass Nacken und Schultern locker sind. Nehmen Sie nun aufmerksam und bewusst wahr, was Sie während der Fahrt sehen: Schilder, Autos, Busse, die Menschen in den anderen Fahrzeugen, die Landschaft, Häuser, Brücken, Raststätten... Tauchen Gedanken an Dinge auf, die Sie noch erledigen müssen, kehren Sie wieder zum Beobachten zurück. Sie können das Gesehene auch in Gedanken benennen. Auf diese Weise fällt es Ihnen einfacher, im gegenwärtigen Moment zu bleiben.

Übungsdauer: 1 bis 5 Minuten

. . . .

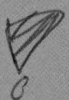

Ich bin nicht mein Kopfkino

Angenommen, Sie könnten einen Tag lang all Ihre Gedanken wahrnehmen und aufschreiben, dann würden Sie zum einen sehr schnell feststellen, dass sich Ihr Denken immer wieder von der Realität entfernt, und zum anderen hätten Sie ein dickes, vollgeschriebenes Buch. Wir erzählen uns nämlich in Gedanken eine Geschichte nach der anderen. Ein kleiner Reiz, und schon beginnt unser Verstand eine neue Story zu produzieren, in die wir uns unbewusst hineinziehen lassen. Diese Geschichten wühlen uns auf, da sie oftmals unsere Problemthemen aufgreifen. Mangelt es uns z.B. an Selbstbewusstsein, werden wir gedanklich häufiger Situationen erleben, in denen wir von Kollegen oder Vorgesetzten vermeintlich nicht genügend Wertschätzung und Anerkennung erfahren. Ein kurzer Blick, den wir falsch interpretieren, kann uns schon aus dem Gleichgewicht bringen und in eine neue, anstrengende Geschichte verwickeln. Oft sind es also unsere Gedanken, die uns nervös machen.

Tipp: Wenn Sie bemerken, dass Sie wieder mittendrin in einer solchen Geschichte sind, dann distanzieren Sie sich ganz bewusst von diesen anstrengenden Gedanken. Fragen Sie sich: Ist das, was ich denke, wirklich wahr? Glauben Sie mir, in kürzester Zeit fällt die erfundene Geschichte in sich zusammen und Sie haben wieder Ruhe.

ENTSCHLEUNIGER

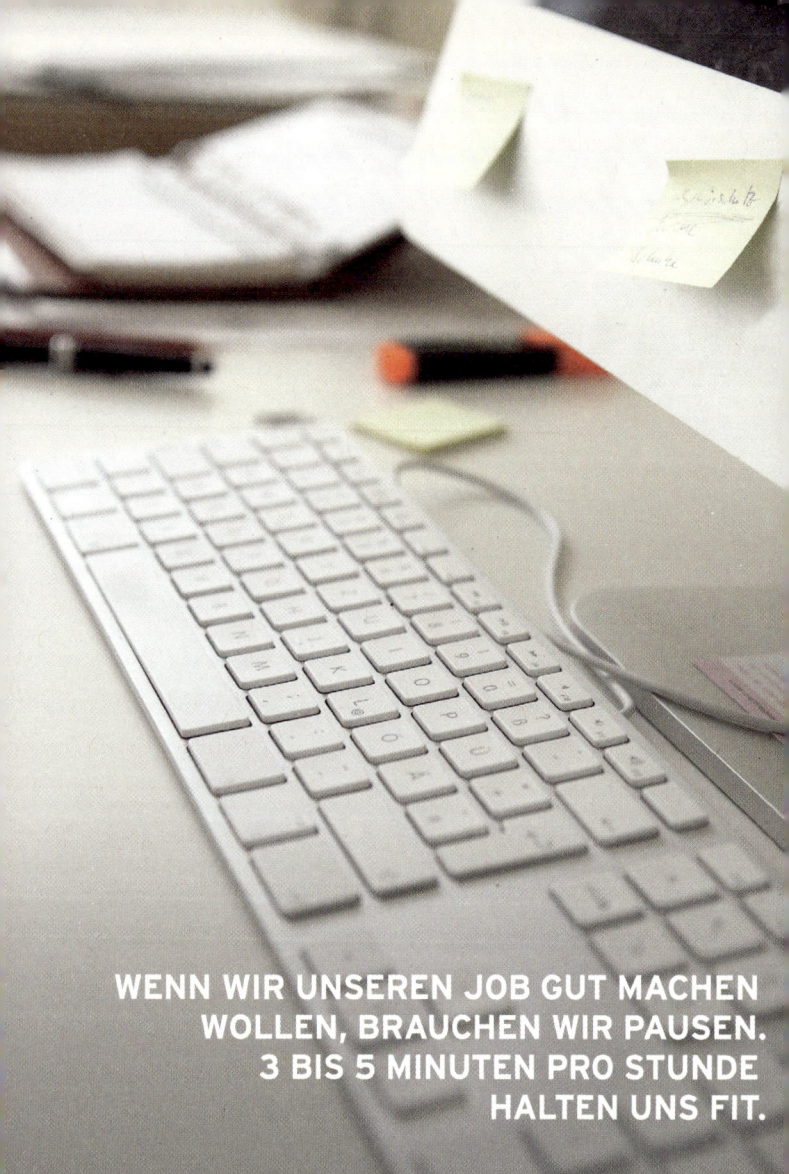

WENN WIR UNSEREN JOB GUT MACHEN
WOLLEN, BRAUCHEN WIR PAUSEN.
3 BIS 5 MINUTEN PRO STUNDE
HALTEN UNS FIT.

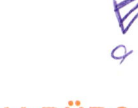

Tempowechsel

Auch wenn wir bei der Bildschirmarbeit viel sitzen, stehen wir doch immer mal wieder auf. Wir gehen beispielsweise zur Kaffeemaschine, zum Kopierer, auf die Toilette oder in ein Meeting. Kurze Wege für einen kleinen mentalen Tempowechsel.

. . . .

So geht's: Sie konzentrieren sich beim Gehen ganz bewusst auf Ihre Füße. Sie beobachten, wie Sie Ihre Füße heben und aufsetzen, und spüren den Boden unter Ihren Füßen. Sie gönnen sich eine kurze Auszeit und denken nicht an die nächste Mail, die Sie noch schreiben müssen. Diese Mini-Gehmeditationen können Sie in Ihrem normalen Gehtempo machen, so dass Ihre Kollegen davon nichts mitbekommen.

Übungsdauer: 5 bis 30 Sekunden

. . . .

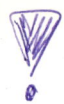

Am Kopierer

Diese kleine Übung entspannt und macht gute Laune.

. . . .

So geht's: Sie ziehen Ihre Augenbrauen so weit es geht nach oben, atmen zweimal ein und aus und lassen dann Ihre Augenbrauen wieder nach unten fallen. Wenn Sie möchten, wiederholen Sie die Übung noch ein-, zweimal und genießen dann das positive Gefühl, das durch Ihren gesamten Körper fließt. Diese Übung basiert auf dem Verfahren der Progressiven Muskelentspannung nach Jacobson.

Übungsdauer: 30 Sekunden bis 2 Minuten

. . . .

Tipp: Wenn Sie der Meinung sind, dass Sie auf Fotos etwas angespannt gucken, dann ist das genau die richtige Übung. Ziehen Sie kurz vor dem Fotografieren Ihre Augenbrauen hoch, dann haben Sie anschließend einen wunderbar offenen und entspannten (Foto-) Blick.

Bodyscan im Meeting

Selbst ein Meeting können Sie nutzen, um etwas für Ihre Gesundheit zu tun.

. . . .

So geht's: Sie nehmen sich bewusst wahr und checken Ihren Körper kurz durch: Sie beachten Ihre Füße und Hände. Wie ist Ihre Haltung? Wo berühren Sie den Stuhl, die Lehne, die Sitzfläche? Haben Sie irgendwo leichte Schmerzen, drückt irgendetwas? Vielleicht bemerken Sie bei dieser kleinen, unauffälligen Übung Dinge, die Ihnen vorher nicht recht bewusst waren. Möglicherweise stellen Sie fest, dass Sie ziemlich unbequem auf Ihrem Stuhl sitzen – dann ändern Sie das. Nach dieser kurzen Justierung der eigenen Person sind Sie noch konzentrierter und aufmerksamer.

Übungsdauer: 5 Sekunden bis 1 Minute

. . . .

Im Fahrstuhl

Wir sind mit fremden Menschen oder Kollegen auf engstem Raum zusammengezwängt. Betretenes Schweigen, hilflose Blicke gehen auf den Boden oder an die Decke. Oh ja, eine Fahrstuhlfahrt kann eine Herausforderung sein – ist aber gleichzeitig auch eine gute Möglichkeit für eine kurze Entspannungsübung.

. . . .

So geht's: Sie legen Ihre Zungenspitze unauffällig an den Übergang zwischen Zahnfleisch und den oberen Vorderzähnen und lassen sie dort ruhen. Sie atmen durch die Nase ruhig ein und aus und konzentrieren sich nur auf Ihre Zungenspitze. Achten Sie genau darauf, was Sie an dieser Stelle spüren. Wie weich ist das Zahnfleisch? Wie glatt sind die Zähne? Spüren Sie auch bewusst in Ihre Zungenspitze hinein.

Übungsdauer: 10 bis 30 Sekunden

. . . .

Hintergrund: Konzentrieren wir uns auf etwas, schaffen wir Augenblicke der Ruhe und Entspannung. Anstrengende Gedanken oder Sorgen können uns nicht erreichen und beunruhigen.

In stressigen Situationen

Diese wirkungsvolle Übung stammt aus der Kinesiologie. In Stresssituationen verhindert sie den Rückfall in alte, anstrengende Verhaltensmuster.

. . . .

So geht's: Sie legen bei geöffneten Augen eine Hand auf die Stirn und decken damit die beiden Stirnbeinhöcker über den Augenbrauen ab. Die andere Hand legen Sie in Augenhöhe auf den Hinterkopf. Achten Sie darauf, dass Sie während der Übung tief und ruhig atmen. Sie können sich beispielsweise auf das Heben und Senken der Bauchdecke konzentrieren.

Übungsdauer: 30 Sekunden bis 2 Minuten

. . . .

Hintergrund: Durch das Halten der Stirn aktivieren wir unser gegenwärtiges Denken und schalten Kampf- bzw. Fluchtmechanismen aus. Durch das Halten des Hinterkopfes stimulieren wir die Augenpunkte und sehen vor unserem geistigen Auge die Situation klarer.

Aufmerksam sein

Alles, worauf wir unsere Aufmerksamkeit lenken, wird im Leben stärker. Das gilt im positiven wie auch im negativen Sinne. Schenken wir schlechten Gedanken oder aufwühlenden Gefühlen wie Angst, Wut, Eifersucht oder Neid bewusst oder unbewusst unsere Aufmerksamkeit, machen wir sie größer und stärker. Das kostet uns auf Dauer Kraft, raubt uns Energie. Wir fühlen uns schlecht, sind gereizt und verlieren mehr und mehr die Freude am Leben. Andererseits können wir unsere Aufmerksamkeit auch gezielt auf schöne und angenehme Dinge lenken, die uns wichtig sind. Zur Verdeutlichung erzähle ich in meinen Seminaren gerne diese kleine Geschichte:

Ein alter Indianer und sein Enkel sitzen gemeinsam am Lagerfeuer. Nachdem sie dem Knistern des Feuers eine Weile gelauscht haben, erzählt der alte Indianer, dass in seiner Brust zwei Wölfe um sein Herz kämpfen. Der graue Wolf ist aggressiv, zornig und wild. Der weiße Wolf ist dagegen sanftmütig, zart und verspielt. Der Enkel überlegt kurz und fragt dann: „Was glaubst du Großvater, welcher Wolf wird den Kampf gewinnen?" Der alte weise Indianer antwortet ihm daraufhin: „Es wird der Wolf gewinnen, den ich füttere."

Tipp: Wenn Sie bemerken, dass Sie sich in einem negativen Gedanken oder Gefühl verlieren, dann denken Sie bewusst an etwas Schönes. Fragen Sie sich z.B.: „Was könnte ich tun, um ruhiger und gelassener zu werden?" Oder denken Sie an eine angenehme Situation, in der Sie entspannt waren. Schon die Vorstellung von Ruhe und Gelassenheit lässt uns innerlich entspannen. Wir können loslassen und auftanken.

Das stille Örtchen

An einem durchschnittlichen Arbeitstag gehen wir drei- bis fünfmal auf die Toilette, waschen uns anschließend flüchtig die Hände, schauen dabei kurz in den Spiegel und verlassen den Ort wieder. Mein Tipp: Machen Sie die Toilette zu Ihrem „stillen Örtchen", indem Sie eine Entspannungsübung machen. Sie können sich beispielsweise auf den geschlossenen Toilettendeckel setzen und einige Male bewusst ein- und ausatmen. Oder Sie verbessern Ihre Stimmung mit den folgenden Übungen. Vergewissern Sie sich aber bitte vorher, dass Sie auf der Toilette allein sind.

. . . .

So geht's: Sie stehen und schütteln Ihre Handgelenke aus. Zuerst eine Hand, dann die zweite und zum Schluss beide Hände gleichzeitig. Stellen Sie sich vor, dass Sie alles, was Sie belastet, aus Ihren Handgelenken herausschütteln: das unerfreuliche Gespräch mit Ihrem Chef, der übergriffige Kommentar Ihrer Kollegin, die schlechte Laune Ihres Partners beim Frühstücken oder das genervte Gesicht des Busfahrers auf dem Weg zur Arbeit. Sie schütteln einfach alles raus. Wenn Sie mögen, können Sie auch noch Ihre Beine und andere Körperteile ausschütteln. Schütteln Sie, solange es Ihnen gefällt, und genießen Sie anschließend das angenehme Gefühl der gelockerten Muskeln.

Übungsdauer: 30 Sekunden bis 2 Minuten

. . . .

So geht's: Sie entspannen bewusst Stirn und Augenpartie. Die Augenlider fallen dabei etwas herab. Sie öffnen jetzt ganz leicht den Mund, Ihre Kiefergelenke entspannen sich und Ihre Zunge rutscht dabei ein wenig nach vorne. Sie atmen nun ruhig ein und aus und genießen den entspannenden Moment. Mit dieser Übung können Sie im Grunde genommen überall entspannen. Aber Achtung! Sie machen dabei ein ziemlich dummes Gesicht. Deshalb empfehle ich Ihnen einen Ort, an dem Sie unbeobachtet sind – z.B. die Toilette.

Übungsdauer: 30 Sekunden bis 1 Minute

. . . .

Hintergrund: Entspannen wir einen Bereich unseres Körpers, ist die Entspannung auch in anderen Körperregionen spürbar. Ein entspanntes Kiefergelenk wirkt auch entspannend auf den Nackenbereich, den Schultergürtel, das Zwerchfell und den Beckenraum. Spüren Sie der Entspannung bei der nächsten Übung in Ihrem gesamten Körper nach.

In der Mittagspause

Die Mittagspause ist, wie es der Name schon sagt, eine Pause. Sie wurde nicht eingeführt, damit wir mit Kollegen berufliche Probleme diskutieren, E-Mails checken oder einen Kundentermin vorbereiten. Mein Tipp: Versuchen Sie in der Mittagspause einfach mal, weniger zielgerichtet zu handeln und auf diese Weise zu entspannen.

· ·

So geht's: Sie verlassen in der Mittagspause Ihr Büro bzw. Ihren Arbeitsplatz, gehen auf die Straße, in einen Park oder in den Hof. Sie haben kein konkretes Ziel. Sie gehen nach links, rechts oder geradeaus, langsam oder schneller. Tun Sie, was Ihnen in den Sinn kommt. Sie folgen ausschließlich Ihren Impulsen. Sie sind ziellos. Sie lassen sich treiben und sind dabei – so gut es geht – gedankenfrei. Es gibt für Sie in der Mittagspause nichts zu tun. Anschließend können Sie dann wieder voll durchstarten.

Übungsdauer: 5 bis 10 Minuten

· ·

Den Raum weiten

Nach einem anstrengenden Meeting fühlt sich ein Raum anders an, als ein Raum, in dem mit Freude kreativ gearbeitet wurde. Natürlich können wir die Fenster aufmachen und frische Luft hineinlassen. Manchmal aber reicht auch das nicht. In solchen Fällen können Sie sich mit wenigen Bewegungen Platz schaffen.

. . . .

So geht's: Sie stellen sich vor, dass Sie mit Ihren Händen Stress und schlechte Energien einfach zur Seite schieben. Sie können die Bewegung real ausführen oder nur visualisieren. Schon nach zwei, drei weitenden Bewegungen fühlt sich der Raum größer, freier und entspannter an. Ich habe diese Bewegung häufiger in meiner Zeit als Radiomoderator gemacht, wenn ich vom gestressten Team der Morgensendung das Studio übernommen habe.

Übungsdauer: 10 bis 20 Sekunden

. . . .

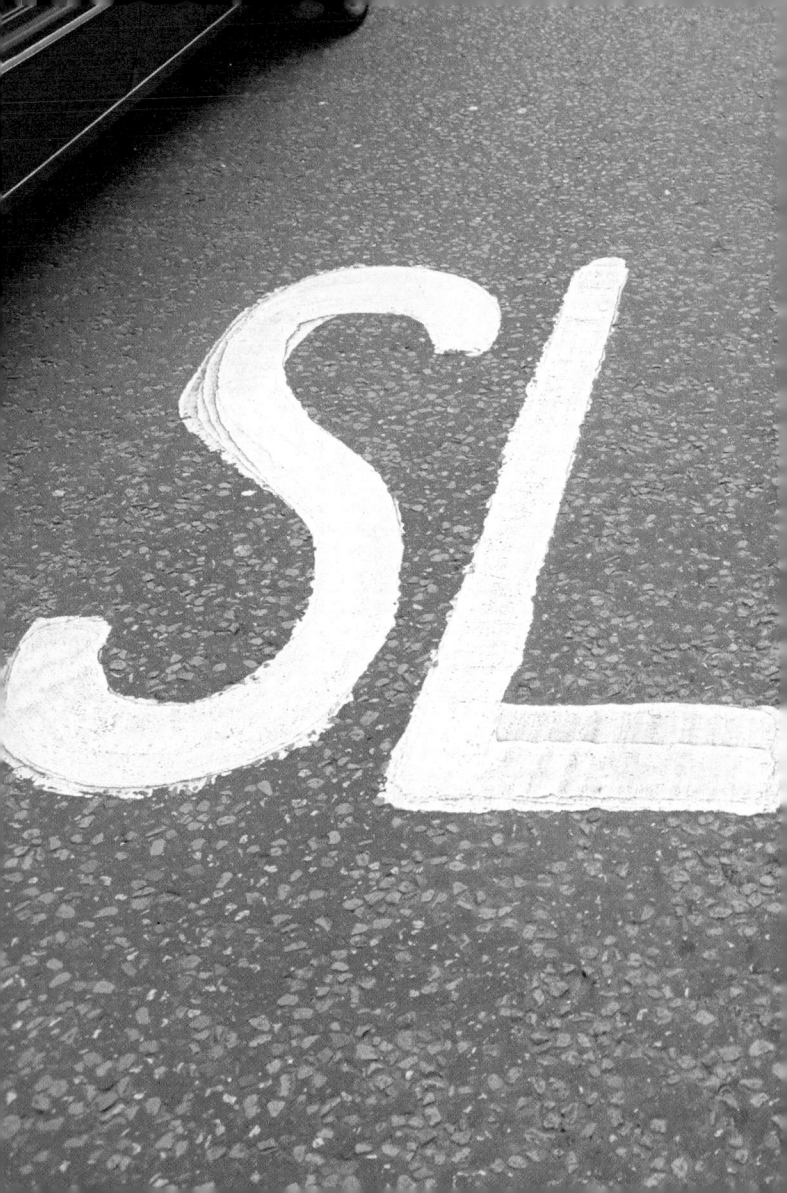

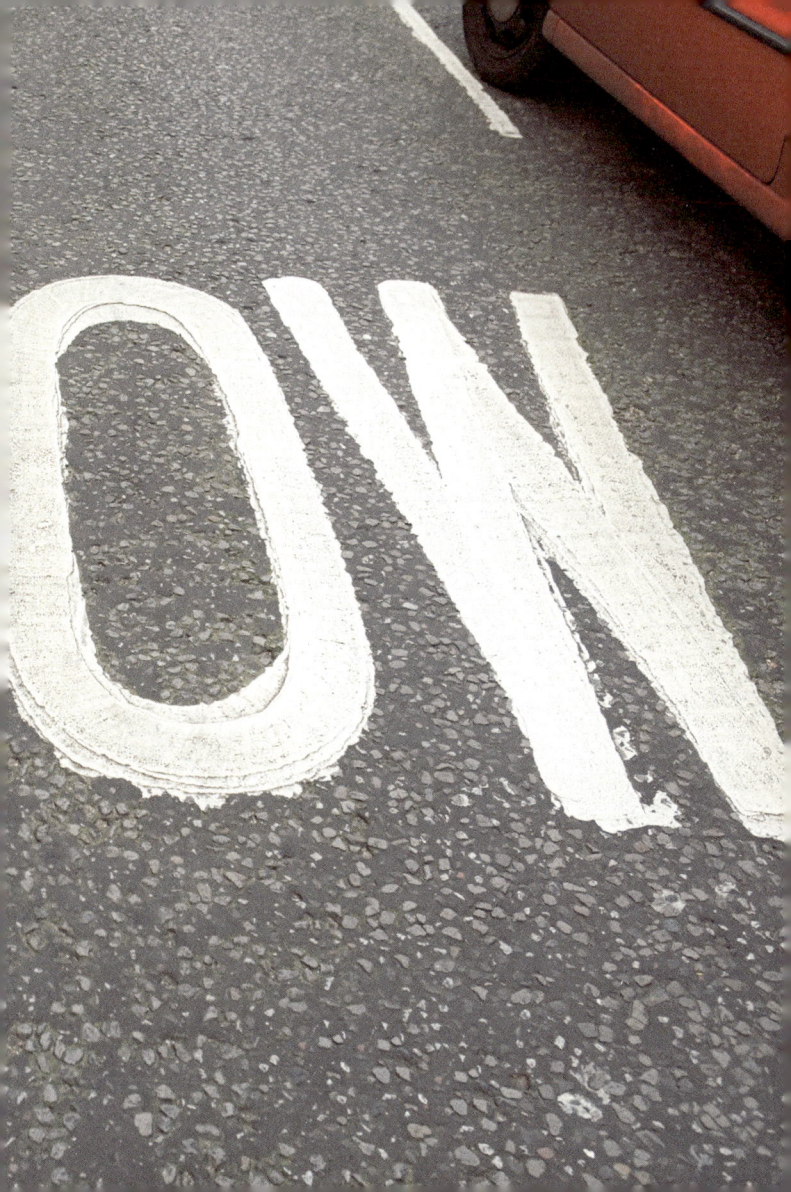

Wenn's mal kracht

Im Job werden wir immer wieder mal mit einer Aussage oder einer unangenehmen Tatsache konfrontiert. Blitzartig wird dann unser gesamtes System hochgefahren. Adrenalin und andere Stoffe werden automatisch ausgeschüttet. Wir sind im Stressmodus, wollen uns verteidigen, angreifen, flüchten oder uns fällt gar nichts mehr ein, weil wir uns in einer Art Schockstarre befinden. Egal, was Sie für ein Typ sind, wenn Sie aus dem ersten Impuls heraus handeln, kann das schnell mal danebengehen. Nehmen Sie sich also Zeit.

. . . .

So geht's: Sie halten im Konfliktfall kurz inne. Häufig reicht schon ein einziger bewusster Atemzug. Auf diese Weise stoppen Sie die Situation und können in der kurzen Pause entscheiden, wie Sie reagieren wollen. Sie schaffen sich einen Moment der Ruhe und Klarheit. Vor allem in schwierigen Situationen ist dies sehr wirkungsvoll. Zum einen haben Sie Zeit, sich zu sammeln. Zum anderen überraschen Sie Ihr Gegenüber mit dieser kurzen Atempause.

Übungsdauer: 5 bis 10 Sekunden

. . . .

Nach der Arbeit

Die meisten Jobs sind nicht gerade besonders abwechslungsreich. Das heißt, wir tun oftmals gleiche oder ähnliche Dinge. Deshalb entspannen uns nach der Arbeit besonders Tätigkeiten, die sich von den gewohnten Abläufen unterscheiden. Laden Sie Ihren Akku auf, indem Sie etwas ganz anderes tun als am Arbeitsplatz. Schaffen Sie bewusst einen Ausgleich.

. . . .

So geht's: Wenn Sie im Job viel sitzen, dann bewegen Sie sich am Feierabend. Gehen Sie schwimmen oder joggen, steigen Sie aufs Rad, springen Sie auf der Stelle, machen Sie Liegestütze oder Schattenboxen. Powern Sie sich nach Kräften aus und genießen Sie anschließend das wohlige Gefühl der Entspannung, das Ihren Körper durchströmt.

Sind Sie dagegen am Tag körperlich gefordert, dann lassen Sie es in der Freizeit ruhiger angehen. Gehen Sie spazieren, legen Sie die Beine hoch, hören Sie ruhige Musik oder machen Sie eine Entspannungsübung.

Übungsdauer: je nach Lust und Zeit

. . . .

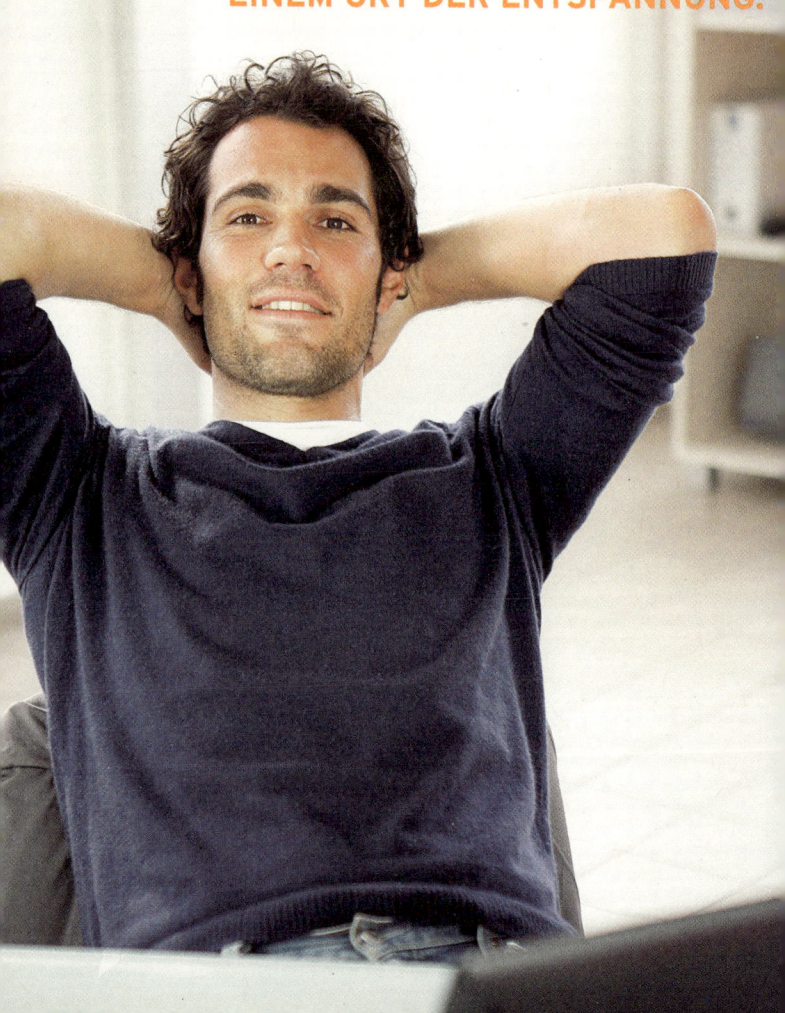

JEDER ZWEITE MENSCH ARBEITET AM SCHREIBTISCH. MACHEN SIE IHN ZU EINEM ORT DER ENTSPANNUNG.

Schultern lockern

Wer viel am Computer arbeitet, hat häufig verspannte Schultern. Erschwerend kommt hinzu, dass wir bei Stress und Leistungsdruck gerne auch mal den Kopf einziehen, um uns zu schützen. Das führt zu zusätzlichen Verspannungen im Schulter- und Nackenbereich. Lockern Sie deshalb am Tag öfter Ihre Schultern.

. . . .

So geht's: Zur Lösung der Anspannung ziehen Sie Ihre Schultern mit dem Einatem Richtung Ohren nach oben und lassen sie dann mit einem befreienden, hörbaren Ausatmen oder Seufzen (Ahh) wieder sinken. Wiederholen Sie die Übung ein-, zweimal und genießen Sie anschließend bewusst die Entspannung.

Übungsdauer: 20 Sekunden bis 1 Minute

. . . .

Kiefergelenke lockern

Wir beißen die Zähne aufeinander und schlucken unseren Ärger runter. Bei Stress und Überforderung verspannt unsere Kau- und Kiefermuskulatur. Kopf- und Nacken-schmerzen können die Folge sein. Und auch das Zwerch-fell, unser wichtigster Atemmuskel, wird in seiner Arbeit eingeschränkt, da es mit dem Unterkiefer in Verbindung steht. Unsere Atmung ist flacher und beschleunigter. Entspannen Sie deshalb regelmäßig Ihre Kiefergelenke.

. . . .

So geht's: Sie kauen so, als ob Sie einen großen Kau-gummi im Mund haben. Sie öffnen Ihren Mund so weit es geht oder gähnen ausgiebig. Sie schieben Ihren Unterkiefer seitlich hin und her, nach vorne und nach hinten oder malen mit Ihrem Unterkiefer mehrere Vier-ecke. Sie strecken bei geschlossenem Mund langsam die Zunge breit und flach heraus und ziehen sie dann wieder zurück. Sie lassen Kiefer und Zunge locker und massieren Ihre Kiefergelenke mit den Fingerkuppen. Sie streichen Ihre Kiefergelenke von den Ohren bis zum Kinn aus und lassen dabei bewusst Ihren Unterkiefer los.

Übungsdauer: 20 Sekunden bis 3 Minuten

. . . .

Sich hängenlassen

Im Schnitt verbringen Erwachsene 50 bis 70 Prozent ihrer Zeit sitzend. Um nicht einzurosten, sollte man einmal in der Stunde aufstehen. Wichtig ist auch, nicht dauerhaft gerade zu sitzen, sondern sich zwischendurch immer wieder mal zu bewegen. Beispielsweise können Sie sich entspannt nach hinten lehnen. Damit entlasten Sie Ihre Wirbelsäule schnell und wirkungsvoll. Wunderbar entspannend ist auch diese kleine Übung.

. . . .

So geht's: Sie sitzen verkehrt herum auf einem Stuhl mit gerader Rückenlehne, stützen Ihren Oberkörper an der Lehne ab und lassen Arme und Kopf über die Lehne hängen. Sie atmen ein paar Mal entspannt ein und aus, stehen dann auf, strecken sich, gähnen herzhaft und genießen die neue Frische, bevor Sie weiterarbeiten.

Übungsdauer: 30 Sekunden bis 1 Minute

. . . .

Nackenmuskulatur lockern

Häufig sitzen wir mit falscher Kopfhaltung viel zu lange vor dem Computer. Mit der Folge, dass unsere Nackenmuskulatur verspannt und fest wird. Diese Übungen helfen und machen auch richtig Spaß.

. . . .

So geht's: Sie setzen sich aufrecht hin, schließen die Augen und nehmen für zwei, drei Atemzüge Ihre Nackenmuskulatur bewusst wahr. Anschließend stellen Sie sich vor, dass an Ihrer Nasenspitze ein Stift oder ein Pinsel befestigt ist. Malen Sie nun mit Ihrer Nasenspitze Ihren Vor- und Nachnamen in die Luft. Danach drei liegende und drei stehende Achten und anschließend malen Sie noch eine Spirale. Sie beginnen mit einem Punkt und lassen die kreisenden Bewegungen immer größer werden. Sie machen Ihre Spirale so groß wie möglich und werden dann in umgekehrter Richtung wieder kleiner. Abschließend massieren Sie Ihre Nackenmuskulatur mit einer Hand und genießen Ihren entspannten Nacken für ein paar Atemzüge.

Übungsdauer: 1 bis 3 Minuten

. . . .

· ·

So geht's: Sie nehmen bewusst Ihren Nacken wahr und stellen sich vor, dass Ihr Kopf so leicht ist wie eine Boje, die auf der Wasseroberfläche schwimmt. Beim Einatmen drehen Sie Ihren Kopf nach links, und beim Ausatmen kehren wir wieder in die Mitte zurück. Danach drehen Sie Ihren Kopf beim Einatmen nach rechts, und mit der Ausatmung kehren Sie wieder zur Mitte zurück. Achten Sie auf die kurze Pause vor dem Einatmen. Wiederholen Sie die Übung dreimal.

Übungsdauer: 30 Sekunden bis 1 Minute

· ·

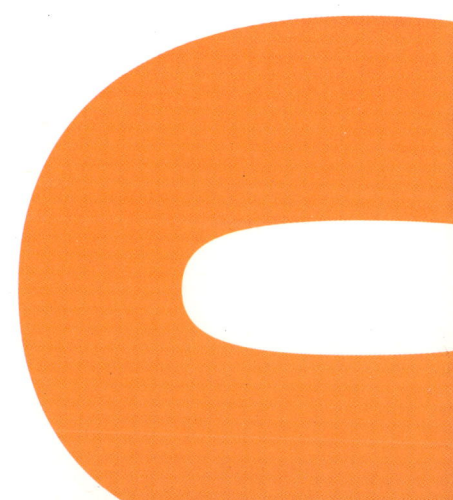

Der erste Schritt

Wie oft haben wir uns schon entschieden, etwas mehr für unsere Gesundheit zu tun? Wir wollten nicht mehr rauchen, weniger Kaffee oder Alkohol trinken, mehr Sport treiben, Entspannungstechniken erlernen und vieles mehr. An der praktischen Umsetzung der Vorsätze scheitern wir dann allerdings häufiger, als uns lieb ist. Auch wenn wir es uns fest vorgenommen haben, irgendwie schaffen wir nicht den ersten, wichtigen Schritt. Die Folge: Unser schlechtes Gewissen meldet sich, und es beginnt zusätzlich noch ein anstrengender Dialog mit unseren inneren Antreibern und Kritikern. Das schafft noch mehr Unruhe, macht uns unzufrieden und kostet Kraft – abgesehen davon, dass wir auch weiterhin zu wenig für die eigene Gesunderhaltung tun. Die folgende kleine Geschichte beschreibt unser Dilemma – macht uns aber auch ein wenig Hoffnung. Denn letztendlich sind wir es, die alles in der Hand haben.

Ein Mann macht einen Spaziergang. Als er an eine Weggabelung kommt, weiß er nicht, ob er den linken oder den rechten Weg nehmen soll. Er grübelt und fragt sich immer wieder: „Was kann ich nur tun? Soll ich links oder rechts lang gehen?" Da hört er eine Stimme, die sagt: „Du musst dich entscheiden." Ja, so ist es. Die Stimme hat recht, denkt er bei sich und grübelt weiter. Nach einer Weile sagt die Stimme wieder: „Du musst dich entscheiden – du hast nur noch eine Minute Zeit." Auf der Stirn des Mannes sind jetzt schon einige Schweißtropfen zu sehen. Er grübelt angestrengt weiter. Was soll er tun – soll er den linken oder den rechten Weg wählen? Und wieder erinnert ihn die Stimme: „Du musst dich entscheiden - du hast nur noch 30 Sekunden Zeit." Er grübelt weiter und die Sekunden verrinnen. Da denkt er bei sich: „Nun gut, dann nehme ich doch den linken Weg." Und er freut sich, dass er endlich eine Entscheidung getroffen hat. Zu seiner Überraschung hört er aber wieder die Stimme sagen: „Du Mensch, du musst dich entscheiden! Du hast nur noch 5 Sekunden, 4, 3, 2..." Da endlich macht er den ersten Schritt... dem weitere folgen werden.

Tipp: Sie können Ihrem neuen Weg eine Farbe, einen Ton oder vielleicht ein „Zauberwort" geben. Auf diese Weise können Sie sich auch im Alltag immer wieder an Ihre Entscheidung und die notwendigen Schritte erinnern!

Im Kutschersitz entspannen

Auf alten Fotos sieht man sie oft so sitzen: Nach vorne gebeugt und auf Kundschaft wartend. Die Kutscher wussten damals ganz genau, wie sie die Wartezeit zum Entspannen nutzen konnten. Mit dem sogenannten Kutschersitz können auch Sie loslassen und abschalten.

. . . .

So geht's: Sie sitzen nach vorne gebeugt wie ein Kutscher. Die Ellbogen sind auf den leicht gespreizten Oberschenkeln abgestützt. Der Kopf hängt locker zwischen den Schultern. Die Nackenmuskulatur ist, so gut es geht, entspannt. Sie lassen den Atem durch den anfangs geöffneten Mund ein- und ausströmen. Sie beobachten Ihren Atem, ohne aktiv einzugreifen. Durch die gleichmäßige, ruhige Bewegung der Lunge weiten sich Rücken, Flanken und Bauch. Sie können jetzt die Atembewegung bis in den Beckenboden und ins Kreuzbein spüren. Der tiefe Atem hilft Ihnen, effektiv zu entspannen.

Übungsdauer: 1 bis 3 Minuten

. . . .

Sich wachklopfen

Wir verbringen viele Stunden am Tag sitzend – auch wenn wir dafür gar nicht gemacht sind. Besonders die Zwangshaltung bei der Bildschirmarbeit macht uns krank. Arbeitsmediziner raten uns deshalb, zwischendurch häufiger aufzustehen und herumzugehen. Was halten Sie davon, sich einfach mal abzuklopfen?

. . . .

So geht's: Sie stehen neben Ihrem Schreibtisch und klopfen mit den Händen oder leicht mit den Fäusten Ihren gesamten Körper ab. Sie beginnen bei den Schultern und Armen, weiter über Brustkorb, Bauch, Rücken, Beine, Füße und Zehen und wieder hoch. Dann klopfen Sie mit den Fingerkuppen Ihren Kopf und das Gesicht. Dabei sind Ihre Finger in der Vorstellung Regentropfen. Zum Schuss können Sie sich noch strecken und gähnen.

Übungsdauer: 30 Sekunden bis 1 Minute

. . . .

Hintergrund: Das Abklopfen öffnet alle Energiebahnen und steigert die Blutzirkulation. Durch die Belebung des zentralen Nervensystems fühlen Sie sich augenblicklich wacher und frischer.

Von Tieren lernen

Manchmal können wir uns von den Tieren eine ganze Menge abgucken, wie z.B. bei diesen beiden Übungen, die Sie im Büro oder auch zu Hause jederzeit machen können.

. . . .

So geht's: Sie dehnen sich wie eine Katze, die gerade aufgewacht ist. Strecken Arme und Beine, machen einen Buckel und gähnen ausgiebig. Anschließend stehen Sie kurz auf, schütteln die Hände aus, gehen zum Fenster oder einmal um den Schreibtisch, setzen sich wieder und spüren noch einige Atemzüge dem neuen entspannten Gefühl in Ihrem Körper nach.

Übungsdauer: 1 bis 3 Minuten

. . . .

So geht's: Sie bewegen bei dieser Übung Ihren Kopf wie eine Eule. Sie stehen oder sitzen aufrecht. Schultern und Arme hängen locker herab. Nachdem Sie einige Male kräftig durchgeatmet haben, umfassen Sie den oberen Teil Ihres linken Schultermuskels fest mit der rechten Hand und atmen tief ein. Beim Ausatmen drehen Sie den Kopf von der Hand weg, bis Sie sich über die rechte Schulter schauen. Sie atmen ein und bringen Ihren Kopf wieder in die Ausgangsstellung zurück. Nun lassen Sie mit dem Ausatem Ihr Kinn langsam Richtung Brust sinken und heben den Kopf dann wieder beim Einatmen. Wiederholen Sie die Übung drei- bis fünfmal, bevor Sie die Seite wechseln. Zum Schluss genießen Sie für einige Atemzüge Ihren entspannten Nacken- und Schulterbereich.

Übungsdauer: 1 bis 5 Minuten

. . . .

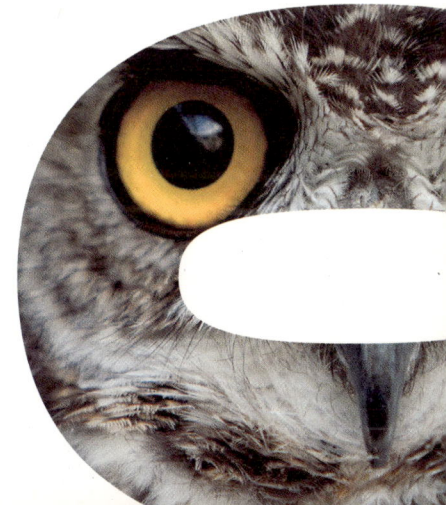

In festen Mustern denken

Unser Verstand richtet seine Wahrnehmung grundsätzlich erst einmal auf Bekanntes und Vertrautes aus. Sie können das ganz einfach testen. Lesen Sie (am besten laut) die folgenden Begriffe:

MORGENSTERN
ABENDSTERN
POLARSTERN
NORDSTERN
SÜDSTERN
ZWERGELSTERN

Haben Sie es gemerkt? Sie haben gerade einen neuen Stern erfunden – den Zwergelstern. Eigentlich waren Zwerg-Elstern gemeint, aber ohne dass es Ihnen bewusst war, hat Ihr Verstand daraus einen Zwergel-Stern gemacht. Und so funktioniert es fast immer. Wir übersehen das Besondere und Neue – auch in vielen anderen Lebenssituationen. Verantwortlich dafür ist unser Verstand. Er sucht vorzugsweise nach vertrauten und bekannten Mustern, in die er dann das Neue einordnen kann. Demnach wird unsere Wahrnehmung stark durch unsere Erfahrungen und Erwartungen geprägt. Dadurch haben wir vielleicht erst einmal etwas mehr Ruhe, weil nicht so viel Neues auf uns einstürmt. Allerdings können auch nur wenige neue Ideen und Impulse zu uns durchkommen. Wir bleiben in unserer alten, bekannten Welt kleben – egal, ob es für uns gut ist oder nicht. Notwendige Entwicklungsprozesse werden dadurch verzögert oder erst gar nicht angestoßen.

ENTSCHLEUNIGER

Seinen Platz ertasten

Wenn wir unsere Sinne nicht gebrauchen, verkümmern sie. Das gilt auch für den Tastsinn, den wir nur selten bewusst nutzen und wahrnehmen. Nach einer Studie der Ruhr-Universität haben Menschen, die wegen eines Gipsarms ihre Hand nicht gebrauchen können, vorübergehend einen schlechteren Tastsinn. Der Nichtgebrauch der Finger beeinflusst die sensomotorische Fähigkeit des Gehirns. Erst zwei, drei Wochen nach Gipsabnahme verbessert sich der Zustand. Mit der folgenden Übung trainieren Sie Ihren Tastsinn und entspannen gleichzeitig.

· ·

So geht's: **Erkunden Sie mit Ihrem Tastsinn die Gegenstände auf Ihrem Schreibtisch. Wie fühlen sich Stift, Tasse, Computermaus oder Handy an? Nehmen Sie sich für jeden einzelnen Gegenstand drei bis vier Atemzüge Zeit. Wenn Sie dabei die Augen schließen, erleben Sie Ihren Tastsinn noch intensiver. Durch die Konzentration auf die Gegenstände haben anstrengende, unruhestiftende Gedanken keine Chance.**

Übungsdauer: 1 bis 3 Minuten

· ·

Strichmännchen zeichnen

Manchmal sind wir mental so blockiert und angespannt, dass nichts mehr geht. Versuchen Sie in solchen Fällen einfach mal ohne Leistungsanspruch und Ambitionen herumzukritzeln – egal, ob in Ihnen ein Künstler steckt oder nicht.

. . . .

So geht's: Sie haben auf Ihrem Schreibtisch ein leeres Stück Papier liegen, auf dem Sie jederzeit herumkritzeln können (vielleicht schaffen Sie sich auch extra ein Heft zum Kritzeln an). Immer wenn Sie kurz durchatmen wollen, zeichnen Sie Strichmännchen, Spiralen, Achten, Kreise, Vierecke oder was Ihnen sonst noch einfällt. Durch diese monotone, nicht zielgerichtete Tätigkeit entspannen Sie Ihren Verstand.

Übungsdauer: 1 bis 4 Minuten

. . . .

Übungserweiterung: Erinnern Sie sich? Schon als Kinder konnten wir beim Ausmalen der Vorlagen wunderbar abschalten. Kaufen Sie sich ein Malbuch. Es gibt mittlerweile einige solcher Bücher speziell für Erwachsene.

Augenentspannung

Bildschirmarbeit belastet die Augen. Durch die starre Fokussierung verkrampft die Augenmuskulatur, und die Augen werden mit weniger Tränenflüssigkeit versorgt. Die Folge sind müde, brennende Augen und Kopfschmerzen. (Brillenträger üben bitte ohne Brille.)

· ·

So geht's: Sie schließen für zwei Atemzüge die Augen. Dadurch werden die Augen mit Tränenflüssigkeit versorgt.

Übungsdauer: 5 bis 10 Sekunden

· ·

So geht's: Sie blinzeln mit den Augen, so schnell Sie können. Das trainiert die Augenmuskeln, löst den starren Blick und legt einen feinen Tränenfilm über die Augen.

Übungsdauer: 10 bis 30 Sekunden

· ·

So geht's: Sie schließen die Augen, heben leicht den Kopf und stellen sich vor, dass Sie mit geschlossenen Augen in die Sonne blicken. Sie genießen die Wärme der imaginären Sonnenstrahlen für einige Atemzüge.

Übungsdauer: 10 bis 30 Sekunden

· ·

So geht's: Sie sitzen entspannt auf Ihrem Bürostuhl, stützen die Ellbogen auf den Tisch, decken Ihre geschlossenen Augen mit den Handflächen ab und konzentrieren sich auf die Schwärze, die durch den entspannten Augenzustand tiefer und tiefer wird. Achten Sie darauf, dass Sie Ihre Augen beim Abdecken nicht drücken oder berühren und Ihre Nase frei bleibt.

Übungsdauer: 1 bis 2 Minuten

So geht's: Sie schließen Ihre Augen und massieren Ihre sogenannten Augenpunkte – das sind zwei Vertiefungen am Hinterkopf in der Verlängerung des Nackens auf Höhe der Oberkanten der Ohren. Sie haben sie gefunden, wenn Sie beim Bewegen der Augen in den Vertiefungen eine feine Bewegung spüren.

Übungsdauer: 1 bis 2 Minuten

So geht's: Sie schließen die Augen und massieren mit kleinen, runden Bewegungen vorsichtig die Augeninnenwinkel mit den Kuppen Ihrer Zeigefinger. Danach massieren Sie sanft mit den flachen Fingerkuppen der Zeige- und Mittelfinger Ihre geschlossenen Augenlider. Lassen Sie die Übung für einige Atemzüge nachwirken.

Übungsdauer: 1 bis 2 Minuten

. . . .

So geht's: Sie gehen zum Fenster und richten Ihren Blick auf ein Objekt, das weit entfernt ist. Das kann ein Gebäude, ein Baum, eine Straßenlaterne oder auch ein Antennenmast sein. Konzentrieren Sie sich auf die genauen Konturen des Objekts. Mit dem Fernblick entspannen und beruhigen Sie Ihre Augenmuskeln.

Übungsdauer: 1 bis 3 Minuten

. . . .

Hintergrund: Etwa 25 Prozent unserer Energie benötigen wir für das Sehen. Entspannen wir unsere Augen rechtzeitig, verhindern wir einen Energieverlust und bleiben leistungsfähiger. Die Übungen verbessern nicht nur unsere Sehkraft, sondern regen auch die Verdauung an, da Augen- und Magennerven in enger Beziehung zueinander stehen. Augenentspannungsübungen beruhigen also gleichzeitig unser gesamtes Nervensystem.

Sehen, was ist

Die Gegenstände auf Ihrem Schreibtisch können Sie wunderbar nutzen, um sich Gedankenruhe und Entspannung zu verschaffen.

. . . .

So geht's: Sie sitzen und nehmen für ein paar Augenblicke alles wahr, was auf Ihrem Schreibtisch steht: Den Computerbildschirm, die Tastatur, das Telefon... Benennen Sie im Kopf alles, was Sie sehen, und atmen Sie dabei ruhig ein und aus. Auf diese Weise sind Sie vollständig im gegenwärtigen Moment und lassen anstrengende Gedanken verstummen. Schenken Sie auch den anderen Gegenständen im Raum bewusst Ihre Aufmerksamkeit. Schauen Sie sich um, es gibt viel zu sehen: von der Topfpflanze und dem Büroschränkchen bis hin zur Türklinke und dem Bild an der Wand.

Übungsdauer: 1 bis 3 Minuten

. . . .

Übungserweiterung: Sie nehmen die Dinge in Ihrem Büro bewusst wahr, indem Sie auf sie zeigen. Dann drehen Sie die Hand und zeigen auf Ihre Stirn. Sie haben damit Ihre Aufmerksamkeit um 180 Grad gedreht und erfahren sich selbst als Ausgangspunkt der Ruhe.

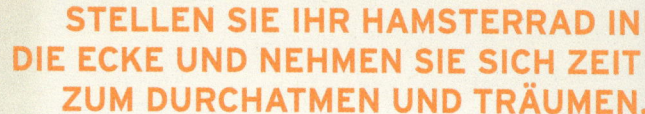

STELLEN SIE IHR HAMSTERRAD IN
DIE ECKE UND NEHMEN SIE SICH ZEIT
ZUM DURCHATMEN UND TRÄUMEN.

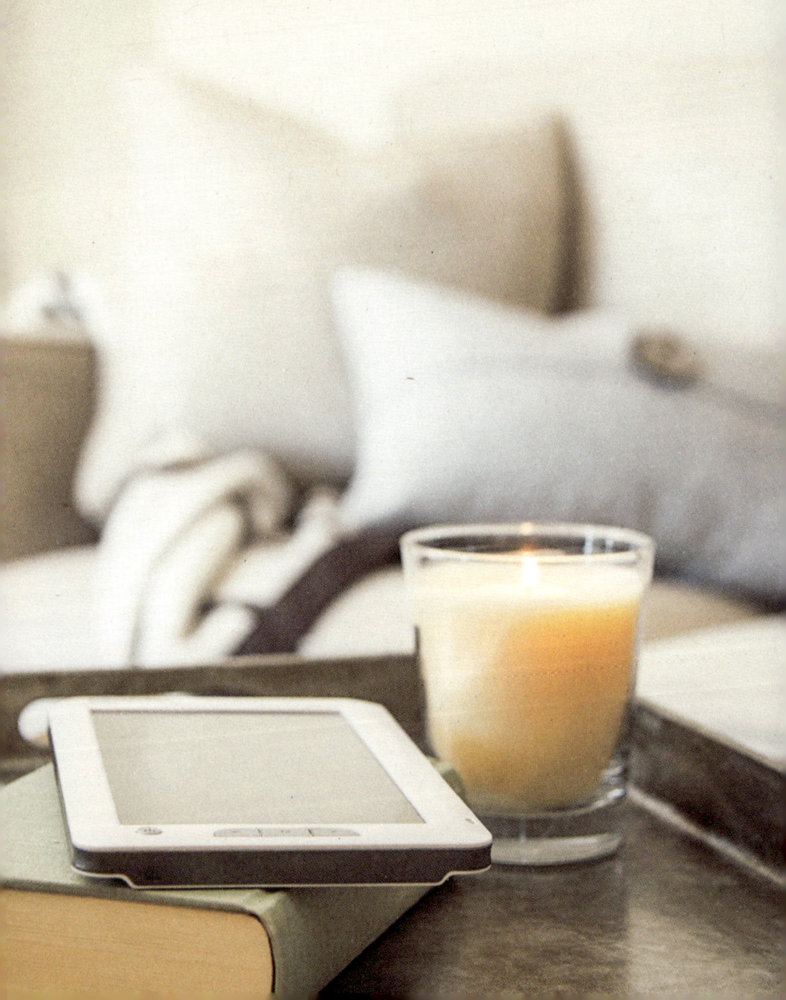

Am Morgen

Wenn sich morgens gleich wieder das Gedankenkarussell dreht und Sie für eine Entspannungs- oder Meditationsübung keine Kraft haben, dann beginnen Sie den Tag doch, indem Sie Ihre Gedanken aufschreiben.

. . . .

So geht's: Sie schreiben gleich nach dem Aufwachen alles auf, was Ihnen einfällt. Wichtiges oder Unwichtiges – Sie lassen alles raus. Versuchen Sie, nicht zu überlegen und Ihre Gedanken zu steuern. Es gibt kein gut oder schlecht, richtig oder falsch. Niemand wird Ihre Zeilen lesen. Sie schreiben nur für sich, um den Kopf frei zu bekommen. Wenn Ihnen der Anfang schwerfällt, nehmen Sie einen Satzanfang wie: „Ich fühle (mich) im Moment..." Lesen Sie sich Ihre Aufzeichnungen nicht noch einmal durch. Damit würden Sie die befreiende und beruhigende Wirkung des Schreibens schmälern.

Übungsdauer: 2 bis 10 Minuten

. . . .

Im Bad

Ich töne und singe gern – vorzugsweise im Bad. Aber auch Treppenhäuser, Fußgängertunnel oder hohe Eingangshallen sind vor mir nicht sicher. Probieren Sie es doch auch einmal aus. Entspannt und ohne große Ambitionen. Es geht nicht darum, ein Meistersänger zu werden.

. . . .

So geht's: Entweder Sie singen ein bekanntes Lied oder Sie improvisieren und tönen Vokale wie U, O, A oder E. Vielleicht beginnen Sie mit einem E. Beim Aussprechen oder Singen dieses Vokals machen Sie nämlich unwillkürlich ein fröhliches Gesicht und aktivieren den Gesichtsmuskel zwischen Wange und Auge, der unserem Gehirn eine fröhliche Stimmung signalisiert. Wenn Sie im Bad tönen, werden Sie feststellen, dass es dort Stellen gibt, wo Ihre Stimme in bestimmten Tonhöhen etwas halliger und dadurch noch intensiver klingt.

Übungsdauer: so lange Sie Lust haben

. . . .

Hintergrund: Singen und tönen ist gut für die Gesundheit. Wir aktivieren damit unsere Atmung und stärken unser Immunsystem. Es wurde festgestellt, dass Hobbysänger im Winter seltener Schnupfen bekommen, weil in ihrem

Körper mehr Immunglobulin gebildet wird. Zudem wird durch die Schwingungen der Töne eine Reihe positiver Stoffe wie das Kuschelhormon Oxytocin in großer Menge ausgeschüttet. Es breitet sich überall im Körper aus und beeinflusst Blutdruck und Herzfrequenz. Je mehr Oxytocin ausgestoßen wird, desto weniger Adrenalin wird freigesetzt. Das heißt, Stress wird abgebaut. Außerdem werden beim Tönen und Singen die klassischen Glückshormone, die Endorphine, ausgeschüttet.

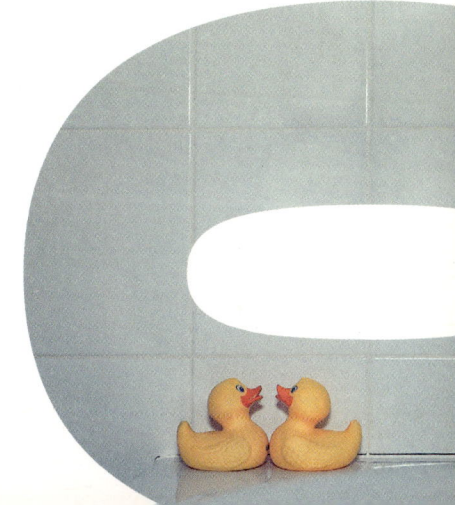

Sich sammeln

Bei dieser Entspannungsübung, die Sie gut mittags oder abends machen können, nehmen Sie Ihren Puls auf Ihrer Stirn wahr und beruhigen ihn.

. . . .

So geht's: Sie schließen die Augen, atmen ruhig ein und aus und ertasten mit Zeige- und Mittelfinger sanft den feinen Puls auf Ihrer Stirn zwischen Augenbrauen und Haaransatz. Sie lassen die Fingerspitzen so lange auf Ihrer Stirn liegen, bis Sie den Puls spüren. Sie entspannen.

Übungsdauer: 1 bis 5 Minuten

. . . .

Wach sein und bleiben

Bügeln, Rasen mähen, Laub harken, Garten sprengen oder Auto waschen – alles sich wiederholende einfache körperliche Tätigkeiten, die eine gewisse Sorgfalt erfordern, aber schon nach kurzer Zeit nicht mehr unsere volle Aufmerksamkeit brauchen. Wir können beim Bügeln & Co. so richtig schön loslassen und entspannen. Der Kopf ist frei von Sorgen oder sonstigen kleinen Nervereien. Aber Achtung: Während wir den Rasen mähen oder die Bettwäsche bügeln, sitzen wir oftmals auch in der ersten Reihe unseres Kopfkinos, sind frustriert, machen uns Sorgen oder ärgern uns über dies und das, ohne es bewusst mitzubekommen.

Tipp: Machen Sie sich klar, dass Sie fast in jeder Sekunde Ihres Lebens denken, und versuchen Sie Ihre Gedanken auch bei vermeintlich so entspannenden Tätigkeiten wie beim Rasenmähen oder Bügeln im Blick zu haben. Auch wenn es nicht immer klappt, Sie verhindern damit die eine oder andere unruhige Grübelei und machen aus der monotonen Tätigkeit eine echte Entspannungspause.

Mit dem Haustier

Mehr soziale Kontakte und eine höhere Lebenszufrie-
denheit – Haustiere machen das Leben ihrer Besitzer
angenehmer. Kalifornische Wissenschaftler haben sogar
herausgefunden, dass ein Hund im Haus das Depressi-
onsrisiko um die Hälfte senkt. Auch Katzen in der Wohnung sorgen für entspannende Momente. Wenn Sie einen Stubentiger haben, dann nutzen Sie doch mal die
nächste Streicheleinheit bewusst zu einer kleinen Entspannungsübung.

. . . .

So geht's: Sie streicheln Ihre Katze und hören das ein-
setzende Schnurren nicht nur, sondern Sie fühlen es
gleichzeitig auch. Sie nehmen mit Ihrer Hand die Vibra-
tionen auf, die von Ihrer Katze ausgehen, und genießen
die entspannende Wirkung. Die gleichmäßigen tiefen
Frequenzen des Katzenschnurrens wirken entkramp-
fend auf unsere Muskeln und sollen sogar bei Rücken-
und Gelenkbeschwerden helfen.

Übungsdauer: so lange wie Ihre Katze Spaß hat

. . . .

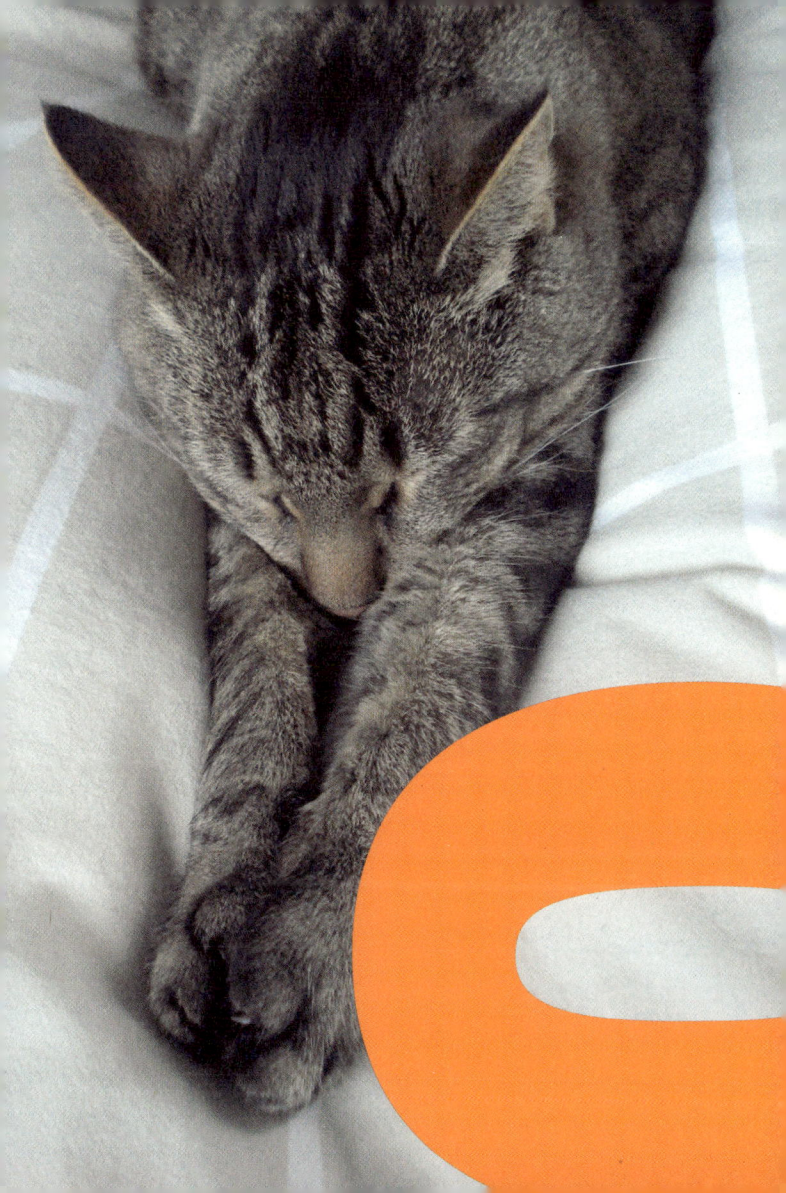

Eine Faust machen

Es ist manchmal sinnvoll, vor der Entspannung in die Anspannung zu gehen. Dadurch erleben wir die körperliche
Entspannung deutlicher.

. . . .

So geht's: Sie machen mit Ihren Händen Fäuste, so
fest es geht, und zählen bis 10. Sie atmen ganz normal
weiter. Achten Sie auf das Gefühl der Anspannung in
den Fingern, Händen, Armen, in der Brust und auch im
Schulterbereich. Öffnen Sie die Fäuste und spüren Sie,
wie sich die Entspannung langsam ausbreitet.

Übungsdauer: 1 bis 2 Minuten

. . . .

Beim Abendessen

Worüber sprechen wir normalerweise mit unserem Partner beim Abendessen? Über die schönen Dinge, die wir erlebt haben, oder über Situationen, die nicht ganz rund gelaufen sind? Ich würde mal eher auf die negativen Dinge tippen. Wir lassen Dampf ab und berichten über unangenehme Erlebnisse. Das kann mitunter ganz hilfreich sein. Allerdings tragen wir auf diese Weise unseren Ärger mit nach Hause. Probieren Sie es doch mal anders.

. . . .

So geht's: Sie treffen mit Ihrem Partner oder Ihren Kindern eine Verabredung, dass Sie beim Abendessen in erster Linie über positive Dinge reden. In der Rückschau betrachten Sie gemeinsam die angenehmen Erlebnisse des Tages. Nebeneffekt: Im Alltag achten Sie verstärkt auf die schönen Dinge, die Ihnen begegnen. Sie bemerken das freundliche Lächeln, das Ihnen der Busfahrer zuwirft. Sie registrieren auch den netten Kollegen, der Ihnen die Tür aufhält, und noch viele andere kleine Streicheleinheiten für die Seele – die Sie ansonsten vielleicht übersehen hätten. Schöne Geschichten entspannen.

Übungsdauer: 1 Woche lang beim Abendessen

. . . .

Ich bin nicht meine Sorgen

Häufig haben unsere Gedanken einen sorgenvollen Hintergrund. Wir sorgen uns um unsere Gesundheit, den Partner oder die Kinder. Wir sorgen uns um unsere finanzielle Situation, die Rente oder den Arbeitsplatz. Wir sorgen uns, wie wir bei den Kollegen, dem Chef oder den Kunden ankommen. Wir sorgen uns vor Unfällen, Überfällen oder Einbrüchen. Und sorgenvoll fragen wir uns, ob wir den Herd vor dem Verlassen der Wohnung auch wirklich ausgeschaltet und die Balkontür geschlossen haben.

Viele unserer Befürchtungen werden nie eintreffen, und trotzdem werden sie von uns immer wieder gedacht. Ein Grund: Unser Verstand möchte immer alles unter Kontrolle haben. Er produziert deshalb ständig Sorgen, in der Hoffnung, dass wir Vorsorge treffen. In der Mehrzahl strengen uns diese sorgenvollen Gedanken an. Denn unser Gehirn kann nicht unterscheiden, ob wir uns nur etwas ausmalen oder ob es in der Realität wirklich passiert. Wir touren hoch: Herzschlag, Blutdruck und Atmung beschleunigen sich. Auf Dauer kostet uns dieses Reaktionsmuster viel Kraft und Lebensenergie.

Tipp: Nehmen Sie Ihre Sorgen bewusst wahr. Damit verlieren sie ihre Macht über Sie. Hier einige Ideen für alle, die sich weniger Sorgen machen möchten:

1. Finden Sie heraus, wie häufig Sie sich Sorgen machen. Führen Sie eine Strichliste und zählen Sie am Abend Ihre Sorgen zusammen.

2. Versuchen Sie herauszubekommen, welche sorgenvollen Gedanken immer wieder auftauchen. Fragen Sie sich: „Was sind meine Lieblingssorgen?"

3. Gehen Sie Ihre Lieblingssorgen humorvoll an. Wenn sie auftauchen, zwinkern Sie ihnen einfach zu.

4. Beenden Sie möglichst schon im Ansatz aufkommende Sorgen. Sagen Sie innerlich „Stopp". Wenn Sie allein sind, können Sie auch klatschen, schnipsen, mit dem Fuß aufstampfen oder laut „Stopp" sagen.

5. Treten Sie Ihren Sorgen mutig gegenüber und sagen Sie sich innerlich: „Was auch immer kommt. Ich kann es! Ich schaffe es!" Sie können dieses Bekenntnis noch verstärken, indem Sie energisch kurz eine Faust machen.

6. Lachen Sie häufiger, auch wenn Ihnen vielleicht nicht danach ist. Ein Lachen – oder ein Lächeln – signalisiert unserem Gehirn Freude und Spaß.

Kerzenmeditation

Alle Fans von Kerzenlicht werden sich für diese Übung begeistern. Sie schauen dabei konzentriert in die Flamme einer Kerze und entspannen.

. . . .

So geht's: Sie stellen eine Kerze in einem angenehmen Abstand von 50 Zentimetern vor sich auf den Boden oder auf den Tisch, sammeln sich kurz mit geschlossenen Augen und schauen dann, ohne zu blinzeln, entspannt in die Flamme – so, als ob Sie durch die Flamme hindurchsehen. Nach einigen Atemzügen schließen Sie die Augen und visualisieren das Bild der Flamme vor Ihrem inneren Auge – das ist der Punkt zwischen Ihren Augenbrauen. Sobald Sie die Flamme nicht mehr sehen, öffnen Sie Ihre Augen und blicken erneut in die reale Flamme. Wiederholen Sie die Übung, sooft Sie möchten, und genießen Sie anschließend die sich ausbreitende Entspannung. Mit der Zeit werden Sie die Flamme vor Ihrem inneren Auge immer länger sehen können. Möglicherweise brennen oder tränen auch mal Ihre Augen. Das ist nicht weiter schlimm. Schließen Sie dann einfach die Augen.

Übungsdauer: 2 bis 10 Minuten

. . . .

Hintergrund: *Indem wir uns auf die Flamme konzentrieren, sind wir gedankenfrei im gegenwärtigen Moment und können so entspannen. Das Starren in die Flamme regt zudem unser Gehirn über die Sehnerven an und verbessert unsere Konzentration. Besonders nach einem langen Tag vor dem Bildschirm reinigt und entspannt diese Übung unsere Augen. Üben wir regelmäßig, kann sich unsere Sehkraft verbessern. Im Yoga wird die Übung Tratak genannt.*

Im Bett

Essen und Trinken können den Schlaf ebenso beeinflussen wie Stress und Hektik am Tag, ein aufregender
Fernsehfilm oder ein Streit mit dem Partner. Was wir vor
dem Einschlafen tun, entscheidet oftmals, wie gut oder
schlecht wir schlafen. Auch der Schlafplatz kann Ursache
für einen schlechten Schlaf sein. Wenn Sie Probleme beim
Einschlafen haben, wenden Sie sich am besten an einen
Experten oder lesen eines der zahlreichen Bücher, die
es zu diesem Thema gibt. Von mir erhalten Sie jetzt vier
hilfreiche Übungen.

. . . .

So geht's: Sie befestigen einen runden, handgroßen
Kreis aus Papier an Ihrer Zimmerdecke. Vor dem Einschlafen konzentrieren Sie sich auf diesen Punkt und
werden so immer ruhiger und entspannter. Ihr Blickpunkt kann auch farbig sein, etwa grün oder blau. Vermeiden Sie aufregende Farben wie Rot, Orange oder
Schwarz.

. . . .

So geht's: Sie liegen mit geschlossenen Augen in Ihrer bevorzugten Schlafstellung im Bett und sagen sich
in Gedanken „Ich bin ganz ruhig". Sie wiederholen den
Satz mehrfach und gehen dann mit Ihrer Aufmerksam-

keit durch Ihren gesamten Körper – von den Füßen bis zum Kopf. Versuchen Sie dabei die einzelnen Körperregionen bewusst zu entspannen.

. . . .

So geht's: Sie liegen mit geschlossenen Augen entspannt auf dem Rücken. Ihr Hinterkopf liegt bequem auf dem Kopfkissen. Sie lassen los. Nichts hält fest. Auch Ihr Nacken ist locker und gelöst. Sie bewegen nun Ihren Kopf ganz langsam von links nach rechts und zurück. Sie genießen die entspannende Bewegung. Sie spüren, wie Sie immer schwerer werden. In Ihrer Vorstellung sinken Sie immer tiefer hinein in Ihr Bett.

. . . .

So geht's: Sie liegen in Ihrer bevorzugten Schlafstellung und nehmen diesen Moment intensiv wahr. Sie spüren Ihre Arme, Beine, Ihren Rücken, die Schultern. Ist Ihre Haltung entspannt? Gibt es Körperregionen, die angespannt sind. Drückt etwas? Ist Ihr Bauch voll oder leer? Spüren Sie der Berührung Ihres Körpers mit dem Laken, der Decke und dem Kissen? Werden Sie sich bewusst, wie Ihre Stimmung ist. Vielleicht möchten Sie sich auch an die schönen Dinge des Tages erinnern. Dann tun Sie das. Zum Schluss wünschen Sie sich noch eine gute und entspannte Nacht und schlafen mit einem Lächeln ein.

. . . .

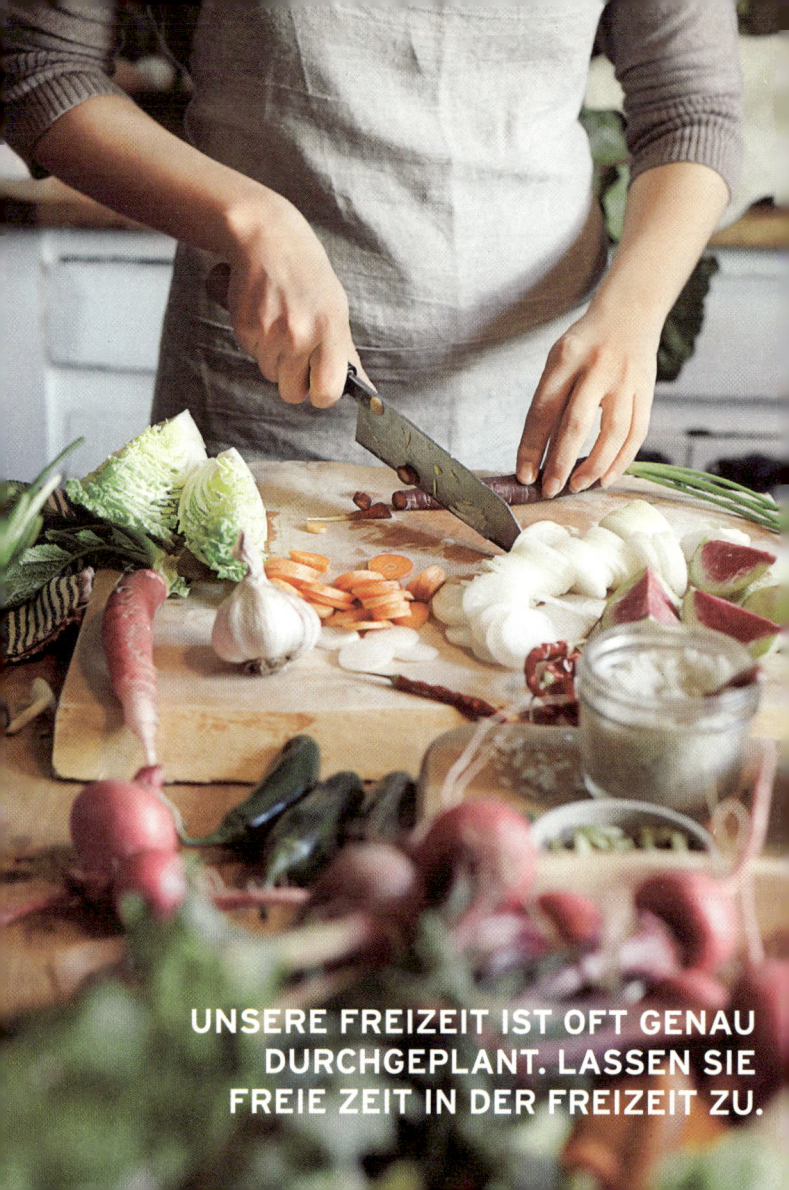

UNSERE FREIZEIT IST OFT GENAU
DURCHGEPLANT. LASSEN SIE
FREIE ZEIT IN DER FREIZEIT ZU.

Urlaub für die Sinne

Im Urlaub sind wir in aller Regel neugieriger und aufmerksamer. Fernab von gewohnten Tagesabläufen gibt es viel Neues zu sehen, zu hören und zu riechen. Unsere Sinne sind gefordert, unter anderem auch deshalb fühlen wir uns lebendiger. Auch zu Hause an unserem Wohnort können wir mit unseren Sinnen Urlaub machen.

. . . .

So geht's: Sie schlendern über einen Wochenmarkt in Ihrer Umgebung und benutzen dabei bewusst alle Sinne: Sie nehmen die intensiven Gerüche wahr, hören den Verkäufern zu, wie sie ihre Waren anpreisen, sehen die vielen unterschiedlichen Farben und erfühlen mit Ihren Händen bunte Tücher oder exotische Früchte.

Übungsdauer: so lange Sie Spaß haben

. . . .

Im Café

Wenn Sie das nächste Mal in einem Café sitzen und auf Ihre Verabredung warten, dann nutzen Sie doch die Zeit für die Beobachtung Ihrer Gedanken. Auf diese Weise beruhigen Sie den eigenen Gedankenfluss.

. . . .

So geht's: Zuerst lassen Sie Ihren Blick schweifen und belauschen Ihre inneren Stimmen. Was denken Sie, wenn Sie sich umschauen und die Menschen betrachten? Sie werden sehr schnell feststellen, dass Sie ständig am Bewerten und Beurteilen sind. Alles wird eingeordnet in: gut – schlecht, schön – hässlich, richtig – falsch usw. Das ständige Bewerten schafft Unruhe. Deshalb schauen Sie sich ein zweites Mal um und bewerten dabei nichts und niemanden. Dadurch sind Sie für einige Augenblicke (vor-)urteilsfrei und können entspannen. Zur Unterstützung können Sie sich innerlich sagen: „Ich schaue mir meine Umgebung und die Menschen an, ohne dabei innerlich zu sprechen."

Übungsdauer: 2 bis 5 Minuten

. . . .

Hintergrund: *Unsere Vorfahren mussten ihre Umgebung ständig überprüfen, um zu überleben. Hinter jedem Baum oder Strauch hätte sich ein Feind oder ein gefährliches Tier verbergen können. Auch noch heute arbeitet unser gesamtes System nach den gleichen Mechanismen. Fühlen wir uns beispielsweise im Job schlecht behandelt, schaltet unser Körper auf Verteidigung oder Flucht. Jedes Mal wird unser gesamtes System unnötigerweise hochgefahren. Herzschlag und Atmung werden schneller, wir spannen unsere Muskeln an und werden nervös. Unsere Vorfahren haben die dabei freigesetzten Stresshormone durch Bewegung wieder abgebaut. Wir dagegen sitzen am Schreibtisch und fühlen uns unwohl.*

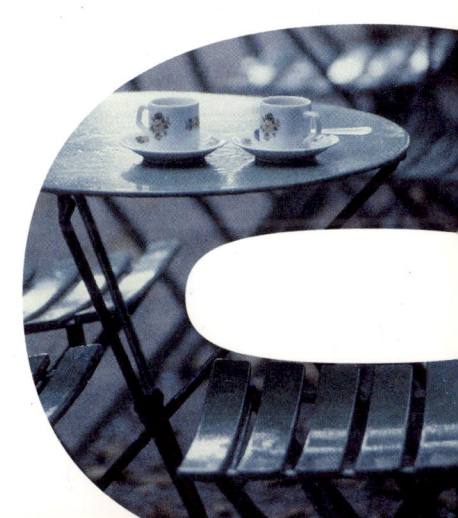

Parkpause

Auf einer Wiese im Park können Sie nicht nur bei einem Picknick entspannen.

. . . .

So geht's: Sie stehen mit lockeren Kniegelenken in einer leichten Grätschstellung. Sie atmen entspannt ein und aus. Ihre Augen sind dabei offen oder geschlossen. Stellen Sie sich nun vor, dass beim Einatmen die Energie der Erde durch Ihre Fußsohlen in Ihren Körper einströmt und dass Sie mit dem Ausatem Anspannung und Anstrengung an die Erde durch die Fußsohlen abgeben.

Übungsdauer: 1 bis 2 Minuten

. . . .

So geht's: Sie stehen mit lockeren Kniegelenken in einer leichten Grätschstellung. Sie machen sich bewusst, dass Sie fest verwurzelt sind mit der Erde. Nichts kann Sie umwerfen. Ihre Augen sind geschlossen. Nun beginnen Sie sich zu wiegen. Von rechts nach links und von vorne nach hinten. Sie schaukeln leicht hin und her und genießen die entstehende Ruhe.

Übungsdauer: 1 bis 3 Minuten

. . . .

. . . .

So geht's: Sie gehen auf einer Wiese auf und ab – aber nicht vorwärts, sondern rückwärts. Beginnen Sie mit kleinen, langsamen Schritten und werden Sie dann schneller. Drehen Sie nicht Ihren Kopf nach hinten, sondern versuchen Sie zu hören und zu spüren, wohin Sie laufen. Sie können auch rückwärts im Kreis laufen. Sie laufen so lange, wie Sie sich wohlfühlen. Nach dem Rückwärtslaufen spüren Sie kurz in sich hinein und genießen die Auswirkungen des Perspektivwechsels.

Übungsdauer: 30 Sekunden bis 2 Minuten

. . . .

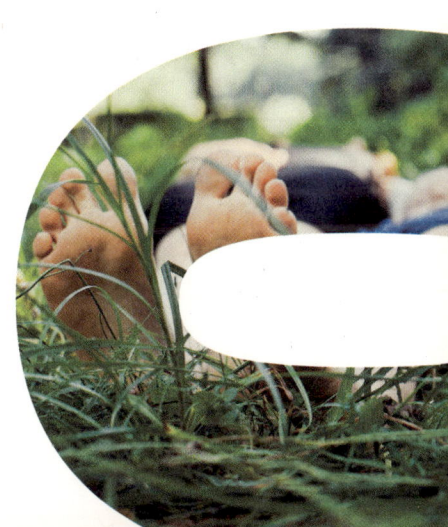

slowtime-Jogging

Rund 80 Jahre Lebenszeit haben wir Deutschen im Durchschnitt. Davon schlafen wir etwas mehr als 24 Jahre, sitzen 12 Jahre vor dem Fernseher, und wenn Sie zu den regelmäßigen Joggern gehören, verbringen Sie rund 2 Jahre auf der Laufstrecke. Joggen ist gesund – und wäre vielleicht sogar noch gesünder, wenn wir beim Laufen nicht häufig berufliche Probleme wälzen oder uns in anstrengenden Gedankenketten verlieren würden. Manchmal laufen wir mehrere Kilometer, ohne unsere Umwelt bewusst wahrzunehmen – nur geführt von unserem Autopiloten. Hier einige Ideen, wie Sie beim Joggen unruhestiftende Grübeleien vermeiden können.

. . . .

So geht's: Sie laufen wie ein Kind mit offenen und staunenden Augen durch den Wald. Sie zählen Bäume, schätzen ihr Alter oder halten neugierig Ausschau nach Vögeln, Hunden oder anderen Tieren und „erlauschen" die Geräusche des Waldes. Sie versuchen beim Laufen, so gut es geht, im gegenwärtigen Moment zu bleiben.

. . . .

. . . .

So geht's: Sie stoppen bewusst Ihr Kopfkino. Sie wählen einen Baum an Ihrer Laufstrecke in 100 oder 200 Meter Entfernung aus, fokussieren ihn und versuchen so lange nicht zu denken, bis Sie ihn erreicht haben.

. . . .

So geht's: Sie konzentrieren sich beim Laufen ganz bewusst auf Ihre Füße. Sie beobachten, wie Sie Ihre Füße heben und aufsetzen, und spüren den Waldboden unter Ihren Füßen.

. . . .

So geht's: Sie konzentrieren sich auf Ihren Atem. Sie nehmen wahr, wie sich Ihr Brustkorb hebt und senkt, und genießen die Vorstellung, dass Ihre Lunge frische Luft aufnimmt. Sie können die Atembewegung noch unterstützen, indem Sie beim Einatmen die Finger Ihrer Hände leicht spreizen und beim Ausatmen wieder zusammenziehen.

. . . .

Hintergrund: In der Nähe unserer Gelenke nehmen sogenannte Mechanorezeptoren Bewegungsreize auf und leiten sie zum zentralen Nervensystem weiter. Das heißt, durch Bewegungen der Gelenke aktivieren wir unser Atemzentrum.

Müßiggang

In der Regel machen wir einen Spaziergang, um uns zu entspannen. Trotzdem wälzen wir oftmals gerade dann private oder berufliche Probleme und haben keinen Blick für das Schöne um uns herum. In solchen Fällen wirkt ein Tempowechsel wahre Wunder. Gehen Sie einfach mal bewusst langsamer, das schafft Gedankenruhe – wie auch diese Übung.

. . . .

So geht's: Sie bleiben stehen und lassen Ihren Blick ganz sanft über Gegenstände, Bäume, Sträucher oder Lebewesen gleiten. Versuchen Sie mit Ihrem Blick nicht zu springen. Bleiben Sie ruhig und konzentriert, denn am Anfang möchte Ihr Blick gleich wieder mit Ihnen loshetzen. Wenn Sie Texte sehen, dann lesen Sie sie nicht. Betrachten Sie die Buchstaben nur als Objekte. Bei Ihrem Rundblick sind Sie ausschließlich ein neutraler Beobachter. Sie kommentieren und bewerten nichts. Vielleicht hilft Ihnen die Vorstellung, dass Sie eine Kamerafahrt in Zeitlupe machen.

Übungsdauer: 1 bis 3 Minuten

. . . .

Hintergrund: *Normalerweise beobachten wir die Welt mit einem springenden Blick. Wir scannen etwas in der Ferne, um nur einen Augenblick später einen Gegenstand ganz in unserer Nähe zu fokussieren. Unser Blick geht von links nach rechts, von oben nach unten. Wir hetzen mit unseren Augen von einem Punkt zum anderen, sind scheinbar immer auf der Hut – wie unsere Vorfahren in den Wäldern. Damals haben die Menschen so ihr Überleben gesichert. Wir hingegen können es auch mal ruhiger angehen lassen.*

Barfuß laufen

Da wir kaum noch barfuß auf weichen Waldböden oder Wiesen laufen wie unsere Vorfahren, hat die Mehrheit von uns Platt-, Senk- und Spreizfüße. Also: Ab und zu Schuhe ausziehen und barfuß laufen. Denn beim Barfußlaufen müssen sich unsere Füße immer wieder an die Unebenheiten des Bodens anpassen. Auf diese Weise wird die Fußmuskulatur trainiert und werden Fehlstellungen verhindert. Und Barfußlaufen beugt nicht nur Rückenproblemen vor, sondern über die Fußreflexzonen wird zusätzlich auch der gesamte Organismus angeregt. Schon wenige Minuten Barfußlaufen entspannen und erfrischen.

. . . .

So geht's: Sie gehen barfuß auf einer Wiese langsam auf und ab. Sie spüren bewusst Ihre Muskeln, während Sie die Füße heben und wieder aufsetzen. Versuchen Sie vorsichtig den Untergrund zu ertasten. Gehen Sie auf Zehenspitzen, der Ferse, den Fußinnen- oder Außenkanten. In den Fußsohlen sitzen viele Nervenenden. Probieren Sie auch mal einen anderen Untergrund. Damit regen Sie die Fußreflexzonen weiter an und bauen Stress und innere Unruhe ab.

Übungsdauer: 2 bis 5 Minuten

. . . .

Mehr gleichzeitig machen ist nicht mehr. Achtsam, fertig, slow.

Neues wagen

Wir alle haben unsere gewohnten Verhaltensweisen und Denkmuster, an denen wir nur allzu gerne festhalten. Sie sind eine Art Zuhause für uns. Hier können wir die Arbeit unserem Autopiloten überlassen und uns bequem zurücklehnen. Viele Menschen möchten deshalb auch nicht freiwillig den gewohnten Rahmen verlassen.

Das Festhalten an Altbewährtem kann uns aber auch in der persönlichen Entwicklung ausbremsen. Wir kommen vielleicht beruflich nicht weiter oder bleiben in überholten Freundschaften und Beziehungen stecken. Die Folge sind unruhestiftende Gedanken und negative Grübeleien. Der Satz von einem alten Schulfreund: „Du hast dich ja überhaupt nicht verändert", ist also nicht immer ein Kompliment, sondern kann auch ein Signal sein, Neues im Leben zu wagen.

Wenn wir aus gewohnten Mustern ausbrechen, machen wir neue Erfahrungen. Wir nehmen bewusster am Leben teil und spüren uns im gegenwärtigen Moment. Das Neue fordert unsere ganze Aufmerksamkeit. Wir haben nicht die Zeit, über unwichtige Dinge nachzugrübeln oder uns in unsere Lieblingssorgen zu vertiefen. Wir sind offener, freier und vertrauensvoller. Indem wir also Neues wagen, schenken wir uns gleichzeitig auch mehr (Gedanken-) Ruhe und Entspannung.

Tipp: Schon mit kleinen Abweichungen bringen Sie Abwechslung in Ihren Alltag. Sie können z.B. andere Lebensmittel (oder Früchte oder Säfte) kaufen, nehmen einen anderen Weg von der Arbeit nach Hause, hören im Auto einen anderen Radiosender, singen zur Probe in einem Chor mit, probieren eine andere Sportart oder ein anderes Reiseziel aus. Seien Sie kreativ und vertrauensvoll. Sie können nur gewinnen. Durch diese kleinen Neuerungen wächst Ihr Selbstvertrauen, Sie werden mutiger und wagen auch in anderen Lebensbereichen neue Schritte.

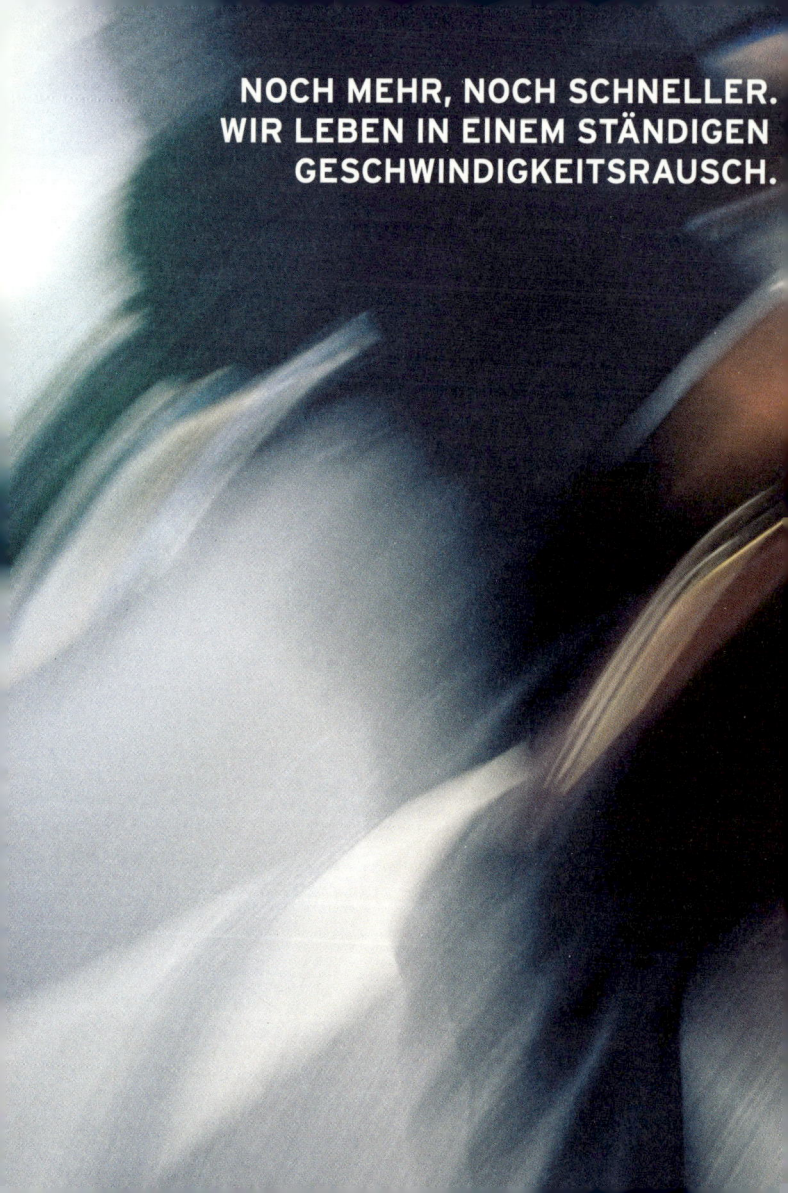

NOCH MEHR, NOCH SCHNELLER.
WIR LEBEN IN EINEM STÄNDIGEN
GESCHWINDIGKEITSRAUSCH.

FÜR ALLE, DIE SICH SELBST ÜBERHOLEN

Sich beruhigen

An unserem Puls können wir gut ablesen, wie entspannt oder angespannt wir sind. Fühlen wir uns wohl, ist unser Puls niedrig. Sind wir aufgeregt oder nervös, steigt auch unser Puls. Bei dieser Entspannungsübung nehmen Sie Ihren Puls wahr und beruhigen ihn.

. . . .

So geht's: Führen Sie die Fingerkuppen Ihrer linken und rechten Hand zusammen und erspüren Sie den feinen Puls in den Fingerkuppen. Sie atmen ruhig ein und aus und konzentrieren sich nur auf Ihren Puls. Schon nach kurzer Zeit werden Sie ihn fühlen. Taucht ein Gedanke auf, nehmen Sie ihn wahr und kehren dann mit Ihrer Aufmerksamkeit wieder zu Ihren Fingerkuppen zurück. Nach der Übung schütteln Sie Ihre Hände aus. Vielleicht möchten Sie auch gähnen und sich strecken.

Übungsdauer: 2 bis 4 Minuten

. . . .

Aus Gedankenschleifen aussteigen

Bewusstes Atmen verlangsamt unsere Denkprozesse. Sie konzentrieren sich auf Ihren Atem und schaffen sich so Momente der Ruhe und Entspannung. Anstrengende Gedanken haben keine Chance.

. . . .

So geht's: Sie nehmen Ihren Atem bewusst wahr. Sie spüren, wie die Luft durch Ihre Nase ein- und ausströmt. Nach einigen Atemzügen sagen Sie innerlich bei jedem Einatmen „ein" und bei jedem Ausatmen „aus". Taucht ein Gedanke auf, lassen Sie ihn wie eine Wolke am Himmel gleich wieder weiterziehen und kehren zurück zu Ihrem Atem.

Übungsdauer: 20 Sekunden bis 1 Minute

. . . .

Wach werden

Diese Übung ist ideal vor öffentlichen Auftritten. Sie macht wach und unterstützt das Kurzzeitgedächtnis.

. . . .

So geht's: Sie reiben Ihre Hände aneinander, so als ob Sie sich auf etwas freuen würden. Wenn Ihre Hände warm sind, massieren Sie mit Daumen, Zeige- und Mittelfinger Ihre Ohren. Zum Abschluss reiben Sie Ihre Ohrläppchen. Nach dieser kleinen Ohrenmassage haben Sie nicht nur warme Ohren, sondern sind auch erfrischter und besser gelaunt.

Übungsdauer: 30 Sekunden bis 1 Minute

. . . .

Hintergrund: Im Ohr gibt es rund 200 verschiedene Akupunkturpunkte. Massieren wir unsere Ohren, aktivieren wir die unterschiedlichen Punkte und Energiebahnen.

Anhalten

Wir sind immer in Bewegung – gedanklich oder körperlich. Halten Sie einfach mal einen Moment an und genießen Sie diese ungewohnte Bewegungslosigkeit.

. . . .

So geht's: Egal, was Sie gerade machen, halten Sie
kurz abrupt inne. Für einen Augenblick bewegen Sie
sich nicht mehr. Wenn Sie beispielsweise in der Küche
sind, bleiben Sie stehen. Wenn Sie vor Ihrem Computer
sitzen, frieren Sie Ihre Haltung und Mimik so ein, wie
sie gerade sind, und zählen bis 10. Spüren Sie die Ruhe,
die dieses Stillhalten auslöst.

Übungsdauer: 20 Sekunden bis 1 Minute

. . . .

Ich muss. Wie ein unregelmäßiges Verb uns täglich beschleunigt

Wir müssen unentwegt – zum Beispiel den Einkauf, die Wäsche oder einen Anruf machen. Das schafft Unruhe, strengt an und ist oftmals völlig unnötig. Denn durch dieses Müssen fühlen wir uns ständig unter Druck, geben die Eigenverantwortung aus den Händen und hetzen durch unser Leben.

Tipp: Versuchen Sie doch einfach mal, für eine Woche das kleine Wörtchen „muss" aus Ihrem Wortschatz zu streichen. Sagen Sie sich beispielsweise innerlich: Ich möchte meine Mails erledigen und danach einkaufen gehen. Das klingt doch schon mal ganz anders – oder?! Probieren Sie es aus, Sie werden spürbar eine Veränderung in Ihrem Denken, Fühlen und Handeln feststellen.

Loslassen

Man hat sich in ein Problem verhakt und kann nicht mehr loslassen. Mit den folgenden Übungen, die Sie im Sitzen mit offenen oder geschlossenen Augen machen, gewinnen Sie Abstand und neue Energie.

. . . .

So geht's: Sie machen sich zuerst bewusst, dass Ihre Fußsohlen fest auf dem Boden stehen. Nun legen Sie Ihre Hände mit den Handflächen nach oben entspannt auf Ihre Oberschenkel und sagen in Gedanken mit dem Ausatem mehrmals: „Ich lasse los!"

Übungsdauer: 1 bis 2 Minuten

. . . .

So geht's: Sie legen Ihre Hände auf den Nabelbereich und nehmen wahr, wie sich Ihre Bauchdecke hebt und senkt. Mit den Zehen greifen Sie nun zwei-, dreimal, so als würden Sie etwas festhalten wollen. Sie werden sich bewusst, dass Ihre Füße fest mit dem Boden verwurzelt sind, und lassen dann mit jedem Ausatem alle Anspannung nach unten durch die Füße in die Erde abfließen.

Übungsdauer: 1 bis 3 Minuten

. . . .

. . . .

So geht's: Sie atmen durch die Nase ein, heben dabei leicht den Kopf nach oben und legen die Zunge so weit nach hinten an den Gaumen, wie es für Sie angenehm ist. Mit einem leichten Atemgeräusch atmen Sie durch den Mund wieder aus. Sie blicken dabei leicht nach unten, Ihre Zunge sinkt auf den Mundboden und ruht breit und entspannt an der unteren Zahnreihe, bevor Sie beim nächsten Einatem wieder angehoben wird.

Übungsdauer: 1 bis 2 Minuten

. . . .

So geht's: Sie bringen Ihre Hände an die linke und rechte Kopfseite, so als ob es Scheuklappen wären. In Verbindung mit Ihrem Einatem bewegen Sie nun Ihre Hände von den Seiten bis zu den äußersten Rändern Ihres Gesichtsfeldes. Wenn Sie Ihre Hände nicht mehr sehen, atmen Sie aus und nehmen den gesamten Raum über und um sich herum bewusst wahr. Ihre Sichtweise ist jetzt offen. Bei gestreckten Armen gönnen Sie sich noch ein, zwei weitere tiefe und befreiende Atemzüge. Sie atmen durch die Nase ein und durch den Mund aus.

Übungsdauer: 20 Sekunden bis 1 Minute

. . . .

Entspannt auf den Punkt

Jeder Mensch braucht am Tag Phasen der Entspannung. Doch bei Stress und Hektik vergessen wir selbst kürzeste Pausen. Das können Sie mit Hilfe von Erinnerungspunkten einfach und schnell ändern.

· ·

So geht's: Kleben Sie sich kleine rote Klebepunkte als Erinnerungshilfe ins Portemonnaie, an den Computerbildschirm oder auf das Armaturenbrett im Auto. Immer wenn Sie die Punkte sehen, nehmen Sie sich Zeit für eine kurze Entspannungsübung. Zwei, drei bewusste Atemzüge reichen schon aus. Die farbigen Klebepunkte bekommen Sie in jedem Schreibwarengeschäft.

Übungsdauer: 30 Sekunden bis 2 Minuten

· ·

Übungserweiterung: Sie befestigen einen handgroßen Kreis aus Papier an einer Wand und fokussieren ihn mehrmals am Tag für einige bewusste Atemzüge. Indem Sie sich nur auf diesen Punkt konzentrieren, kommen Sie sehr schnell zur Ruhe. Ihr Blickpunkt kann auch farbig sein. Probieren Sie einfach aus, welche Farbe für Sie passt. Rot, Gelb und Orange haben eine belebende Wirkung. Grün, Blau, Lila, Violett sind eher beruhigend.

Beim Warten

In unserem schnell getakteten Leben haben wir es verlernt, zu warten. Dabei gehört das Warten zu unserem Leben. Wir warten auf den Bus, die Bahn, die Freundin oder am Morgen, dass das Bad frei wird. Wir üben uns in Geduld bei Ärzten und Behörden oder auf Flughäfen am Ticketschalter oder Gepäckband. Wir stehen in Warteschlangen oder hängen fest in Warteschleifen unpersönlicher Telefonhotlines. Wenn wir davon ausgehen, dass wir am Tag rund 20 Minuten warten, dann haben wir am Ende unseres Lebens ungefähr ein Jahr gewartet. Viel Zeit also zum Entspannen und Träumen.

. . . .

So geht's: Egal, was gerade um Sie herum passiert, Sie denken an eine Situation, in der Sie ruhig und entspannt waren. Vielleicht erinnern Sie sich an eine angenehme Szene aus dem Urlaub oder Sie sehen sich in Gedanken an einem Sonntagmorgen entspannt im Bett liegen. Vielleicht denken Sie auch an etwas, das Sie schmunzeln lässt. Sie sind mittendrin im pulsierenden Leben und genießen Ihren kleinen Tagtraum. Das ist sehr beruhigend und verbessert Ihre Stimmung.

Übungsdauer: 30 Sekunden bis 3 Minuten

. . . .

Multitasking

Für viele Menschen gehört Multitasking zum Alltag. Psychologen und Neurowissenschaftler sagen allerdings, dass Multitasking eigentlich nur eine Illusion ist, denn unser Gehirn kann sich immer nur auf eine Sache konzentrieren. Wenn Sie also beim Telefonieren nebenbei auch noch Ihre Mails checken, bekommen Sie vom Inhalt Ihrer Mails nicht alles mit oder Sie hören Ihrem Gesprächspartner nur bedingt zu. Mein Vorschlag deshalb: Versuchen Sie sich bewusst nur auf eine Aufgabe zu konzentrieren und machen Sie bei „Multitasking-Gefahr" eine kurze Entspannungsübung.

. . . .

So geht's: Sie atmen zwei-, dreimal ganz bewusst ein und aus und lassen dabei auch körperliche Verspannungen etwa im Schulter- und Nackenbereich los.

Übungsdauer: 30 Sekunden bis 1 Minute

. . . .

Die andere Dimension der Entspannung

Was passiert eigentlich, wenn wir entspannen? Richtig! Im besten Fall passiert nichts. Und genau davor fürchten sich viele Menschen – zumindest unbewusst. Denn beim Nichtstun könnten ja unliebsame Themen auftauchen. Damit so etwas erst gar nicht passiert, treiben wir beispielsweise übermäßig Sport, trinken zu viel Alkohol, lesen ein Buch nach dem anderen, gucken viel Fernsehen, sind in jeder freien Minute unterwegs oder arbeiten von morgens bis abends.

Selbst im Urlaub sind wir häufig straff getaktet. Nach dem selbstgewählten Sightseeing-Programm folgen andere Aktivitäten, die es abzuhaken gilt. Freie Zeit in der Freizeit – nein danke! Doch bei all den Ablenkungen besteht die Gefahr, dass wir uns und unsere wesentlichen Wünsche und Bedürfnisse nicht mehr wahrnehmen. Wir überhören wichtige Impulse aus unserem Inneren und sind in der Folge latent unzufrieden.

Tipp: Lassen Sie in der Freizeit bewusst freie Zeit zu. Planen Sie nicht alles bis ins letzte Detail und trauen Sie sich auch mal, allein zu sein. Seien Sie neugierig und aufmerksam und nehmen Sie Impulse von innen und außen wahr.

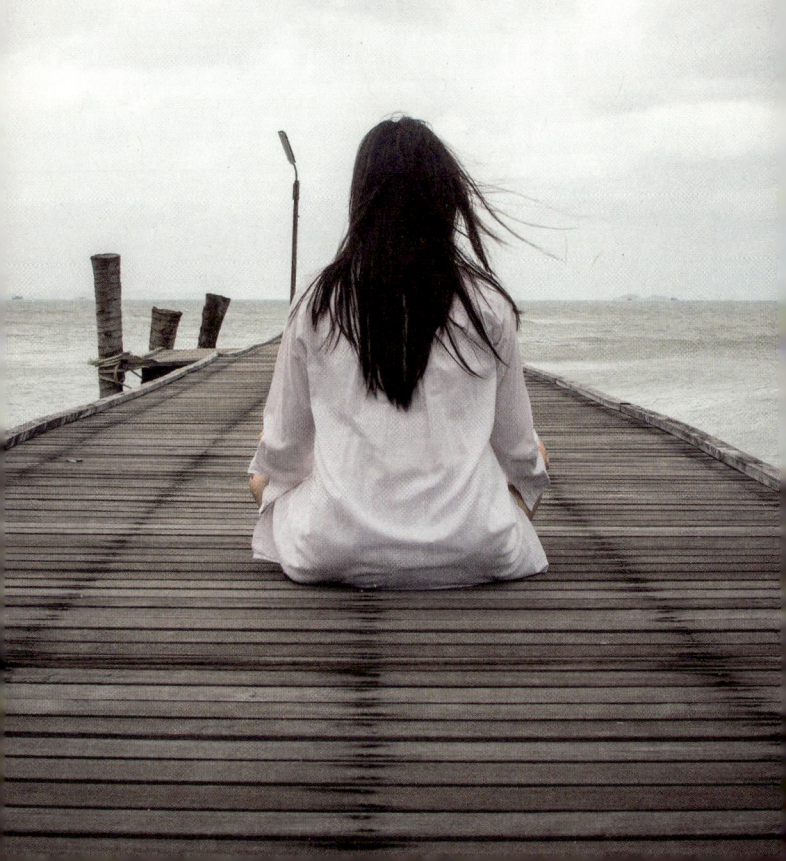

UNSER ATEM IST DAS GANZE LEBEN
BEI UNS. ER IST UNSER FREUND
UND VERBÜNDETER – AUCH
IN STRESSIGEN SITUATIONEN.

Atementspannung

Unsere seelische und körperliche Verfassung spiegelt sich in unserem Atem wider. Bei Stress, Wut oder langem Sitzen atmen wir meist unregelmäßig, flach oder beschleunigt – manchmal vergessen wir sogar ganz zu atmen. Sind wir dagegen entspannt, ist unsere Atmung ruhiger, freier und tiefer. Stress und eine ruhige Atmung schließen sich gegenseitig aus. Dieser Zusammenhang ist ganz entscheidend, da wir unsere Atmung mit dem Willen steuern können. Wenn wir also bewusst ruhig und gleichmäßig atmen, sind wir in der Lage, auch in stressigen Situationen gelassener zu handeln.

Unser Atem geschieht weder in der Vergangenheit noch in der Zukunft, sondern ausschließlich in der Gegenwart. Die Konzentration auf unseren Atem hilft uns also, im Hier und Jetzt anzukommen. Jeder Atemzug ist eine neue Möglichkeit, innezuhalten und aus anstrengenden Gedankenschleifen auszusteigen. Hier einige einfache und effektive Atemübungen.

. . . .

So geht's: Sie konzentrieren sich auf Ihren Atem, ohne ihn zu beeinflussen. Ein Atemzug ist länger, ein Atemzug ist kürzer. Sie lassen es so geschehen, wie es in diesem Moment ist. Beim Ausatmen sprechen Sie in Gedanken langsam ein zweisilbiges Wort wie z.B. „Ruhe".

Übungsdauer: 30 Sekunden bis 1 Minute

. . . .

So geht's: Sie beobachten Ihren Atem, wie er kommt und geht. Wo können Sie Ihren Atem deutlich spüren – in der Nase, im Brustraum oder im Bauch? Wenn Sie ruhiger geworden sind, beginnen Sie Ihre Atemzüge zu zählen – und zwar bei jedem Einatem. Sie zählen bis 10 und dann wieder rückwärts bis 0. Werden Sie zwischendurch von einem Gedanken abgelenkt, ärgern Sie sich nicht, sondern machen Sie mit dem Zählen weiter.

Übungsdauer: 1 bis 3 Minuten

. . . .

So geht's: Sie atmen doppelt so lang aus wie ein. Wenn Sie vier Sekunden lang einatmen, atmen Sie ganz langsam acht Sekunden aus. Zählen Sie beim Ein- und Ausatmen. Sie können die Atemlängen auch steigern. Längeres Ausatmen ist stressreduzierend und beruhigt.

Übungsdauer: 30 Sekunden bis 2 Minuten

. . . .

. . . .

So geht's: Sie stellen sich vor, dass Sie an einer wunderschönen Blüte riechen. Sie ziehen den wunderbaren Duft genussvoll ein und spüren, wie die Luft Ihren gesamten Kopf belebt. Sie können beim Einatmen Ihr Kinn leicht heben und beim Ausatmen kehren Sie wieder in die Ausgangsstellung zurück. Sie atmen ruhig ein und aus und genießen den Moment.

Übungsdauer: 10 bis 30 Sekunden

. . . .

So geht's: Sie halten sich das rechte Nasenloch zu und atmen durch das linke ein. Dann lassen Sie los und halten beim Ausatmen das linke Nasenloch zu. Achten Sie darauf, dass sich Ihre Bauchdecke bei jedem Atemzug hebt und senkt. Sie wiederholen die Übung drei- bis fünfmal und wechseln dann die Seiten. Also: Sie atmen durch das rechte Nasenloch ein und durch das linke aus. Da die Wechselatmung beide Gehirnhälften gleichzeitig anregt, sind Sie nach der Übung nicht nur entspannter, sondern auch konzentrierter.

Übungsdauer: 1 bis 2 Minuten

. . . .

. . . .

So geht's: Sie stehen oder sitzen. Ihre Arme lassen Sie locker seitlich am Körper hängen. Sie atmen tief ein und heben dabei die Arme in einem großen Bogen über den Kopf, bis sich die Handflächen berühren. Beim Ausatmen lassen Sie die Arme wieder in die Ausgangsstellung sinken. Bei dieser Übung weiten Sie Ihren Brustkorb.

Übungsdauer: 10 Sekunden bis 1 Minute

. . . .

So geht's: Sie liegen oder sitzen, legen die Fingerspitzen Ihrer Hände in die kleinen Gruben oberhalb Ihres Schüsselbeins und atmen bewusst von unten nach oben in Ihre Schlüsselbeine hinein. Sie nehmen wahr, wie sich die Schüsselbeine beim Einatmen heben und Ausatmen senken. Mit dieser Übung weiten Sie Ihre Lungenspitzen.

Übungsdauer: 30 Sekunden bis 1 Minute

. . . .

So geht's: Sie sitzen. Ihre Hände liegen mit den Handinnenflächen nach oben auf den Oberschenkeln. Beim Einatmen schließen Sie die Finger sanft und gleichmäßig zu einer Faust. Beim Ausatmen mit einem sanften F öffnen Sie Ihre Faust wieder langsam. Versuchen Sie die Pause vor dem nächsten Einatmen bewusst wahrzunehmen.

Übungsdauer: 30 Sekunden bis 1 Minute

. . . .

. . . .

So geht's: Sie stehen, sitzen oder liegen. Die Hände liegen oberhalb Ihres Bauchnabels locker übereinander. Sie lassen Ihren Atem frei fließen, ohne ihn zu beeinflussen. Nach einigen Atemzügen atmen Sie mit einem sanften P durch den Mund aus. Beim Einatmen durch die Nase können Sie sich vorstellen, dass Sie einen angenehmen Geruch aufsaugen. Mit dieser Übung lösen Sie Verspannungen im Zwerchfell und entspannen Ihre Bauchatmung. Schöner Nebeneffekt: Durch die Atembewegung werden Ihre Bauchorgane massiert. Dadurch verbessert sich auch die Verdauung.

Übungsdauer: 1 bis 2 Minuten

. . . .

So geht's: Sie wiederholen die vorherige Übung, legen allerdings Ihre Hände diesmal unterhalb des Nabels locker übereinander und atmen mit einem Sch aus. Sie beginnen mit einem langen, sanften Sch und wechseln dann zu einigen kurzen, stoßartigen Sch-Lauten. Bei der Übung vertiefen Sie Ihre Atmung bis in ihr Becken.

Übungsdauer: 30 Sekunden bis 2 Minuten

. . . .

SLOWTIME IST AUC
WOLLEN | SICH IN DE
LASSEN | AN ETWA.
NICHT ALLES WISSE
WERTSCHÄTZEN
NICHT HETZEN | MI
SCHÖNES UNTERNEHME
PLAN HABEN | ANDER
| LOSLASSEN KÖNNEN
EINEN SCHLUCK WASSE

ICHT IMMER GEWINNEN
REIZEIT FREIE ZEIT
CHÖNES DENKEN |
ÜSSEN | SICH SELBST
RÜHER AUFSTEHEN UND
REUNDEN ETWAS
ZIELLOS SEIN | KEINEN
REUNDLICH BEHANDELN
ICHT ALLES BEWERTEN |
EWUSST TRINKEN |

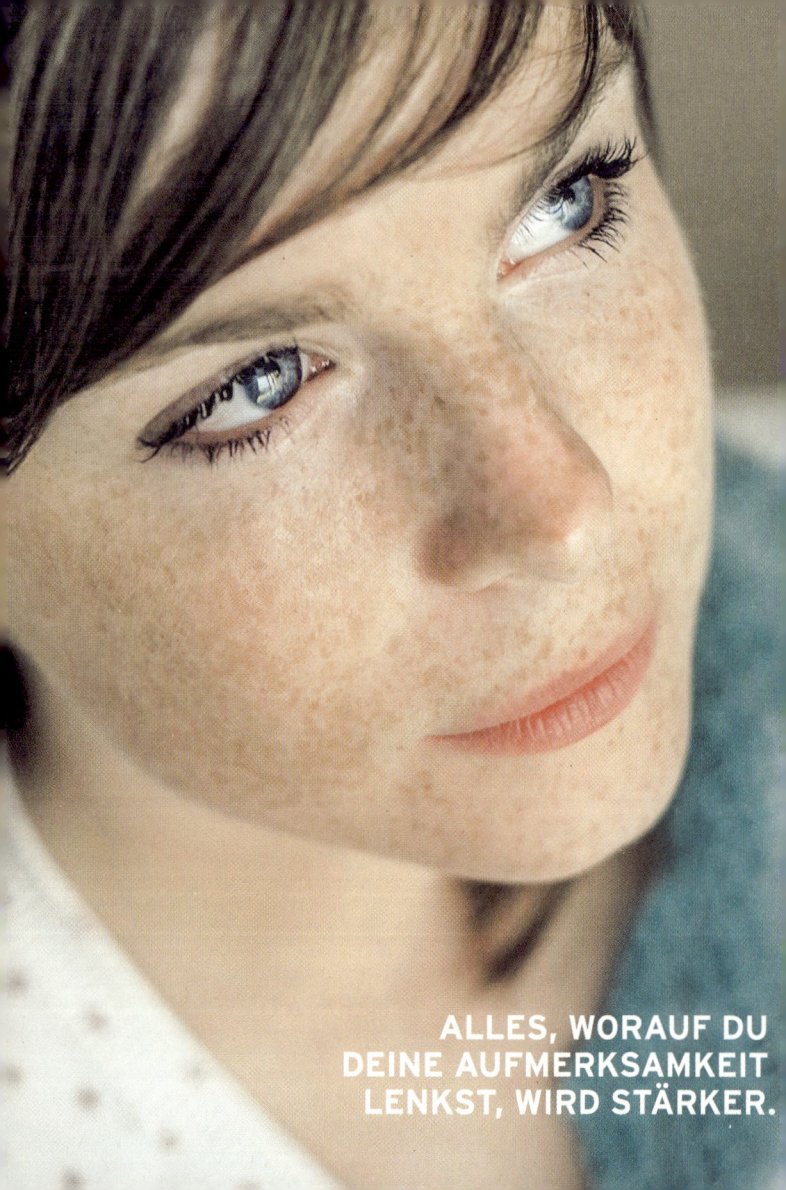

ALLES, WORAUF DU
DEINE AUFMERKSAMKEIT
LENKST, WIRD STÄRKER.

DA SEIN, WENN DU DA BIST

Wir sind mit unseren Gedanken häufig in der Zukunft oder in der Vergangenheit. Wir planen, machen uns Sorgen oder durchleben zum x-ten Mal eine Situation, die schon lange zurückliegt, in uns aber immer noch Gefühle – zumeist negative – auslöst. Damit werten wir die Gegenwart ab. Denn während wir uns gedanklich in der Vergangenheit oder in der Zukunft aufhalten, verpassen wir oft genau das, was gerade passiert.

Alles steht und fällt mit unserer Aufmerksamkeit. Sie macht uns lebendig und lässt uns am wirklichen Leben teilhaben. Gleichzeitig werden wir auch ruhiger und gelassener, da wir uns nicht ständig in anstrengenden Gedankenketten verlieren.

Hören, sehen, tasten oder riechen – schon mit kleinen Achtsamkeitsübungen können Sie die eigene Aufmerksamkeit trainieren und Ihre Lebensqualität entscheidend verbessern.

Aufwachen

So geht's: Sie nehmen im Liegen für einige Atemzüge Ihren Körper bewusst wahr. Sie spüren Ihren Hinterkopf, Nacken, Schultern, Rücken, Beine und Füße. Ist Ihnen kalt oder warm? Erspüren Sie, was Ihr Körper in diesem Moment braucht. Möchten Sie sich vor dem Aufstehen noch strecken oder rekeln? Gehen Sie Ihren Bedürfnissen nach. Was hören Sie? Sind da gedämpfte Straßengeräusche, hören Sie Vögel zwitschern oder ist es ganz still? Ist es schon hell oder noch dunkel? Achten Sie beim Aufstehen, wie sich der Boden anfühlt. Indem wir aufmerksam sind und auf unseren Körper achten, bleiben wir im Hier und Jetzt.

Duschen

So geht's: Sie spüren Ihre nackten Füße, hören das Plätschern des Wassers. Sie erleben, wie Ihr Körper vom Wasser umspült wird. Sie sehen die Wassertropfen, die von Ihrer Haut abperlen. Sie spüren die Oberfläche des Duschcremebehälters in Ihrer Hand. Sie nehmen bewusst Farbe und Konsistenz der Duschseife wahr. Sie sehen, wie die Seife auf Ihrem Körper aufschäumt...

Zähne putzen

. . . .

So geht's: Sie spüren die kalte Oberfläche des Wasserhahns. Sie schmecken die Zahncreme. Sie spüren jede kleinste Bewegung der Bürste in Ihrem Mund. Sie hören das Geräusch, das beim Zähneputzen entsteht. Sie fühlen das Handtuch an Ihren Lippen, mit dem Sie sich den Mund abtrocknen...

Frühstücken

. . . .

So geht's: Sie lesen keine Zeitung, planen nicht schon den Tagesablauf, schreiben keinen Einkaufszettel oder checken erste Mails. Sie nehmen bewusst wahr, wie Ihr Essen vom Teller in den Mund kommt. Sie spüren, wie Ihre Zähne den Bissen zerkauen. Sie hören das Kauen. Sie schmecken die Nahrung. Sie spüren Ihre Zunge und den Speichelfluss. Sie nehmen wahr, wie Sie das Zerkaute schlucken und erleben, wie die Nahrung die Speiseröhre hinuntergleitet. Auch den ersten Schluck Kaffee oder Tee können Sie auf diese Weise bewusst wahrnehmen.

. . . .

Radfahren

. . . .

So geht's: Sie treten ganz bewusst in die Pedale. Sie nehmen wahr, wie Sie den Lenker mit beiden Händen halten. Sie spüren Ihre Muskeln in den Armen, Beinen und im Gesäß. Sie spüren den Wind an Ihren Händen und in Ihrem Gesicht. Sie riechen Autoabgase und andere Gerüche. Sie hören die fahrenden Autos, das Rascheln der Blätter und den eigenen Atem. Sie sehen die Häuser, Autos und Schilder, an denen Sie vorbeifahren. Sie beachten die Menschen, die Ihnen begegnen. Halten Sie an einer Ampel, nehmen Sie bewusst wahr, wie Ihre Füße fest auf dem Boden stehen.

Bus oder Bahn

. . . .

So geht's: Sie nehmen alles wahr, was um Sie herum ist. Sie sehen und hören, wie andere Fahrgäste ein- und aussteigen, sich die Tür öffnet und schließt, nehmen die Fahrgeräusche wahr, lauschen den Gesprächen Ihrer Mitfahrer, hören, wie Ihr Sitznachbar in der Zeitung blättert, und riechen die unterschiedlichen Gerüche. Sie bewerten nicht! Sie denken nicht darüber nach. Sie sind nur ein interessierter Beobachter.

. . . .

Verrücktes machen

Wenn wir nicht gerade den Job wechseln, eine neue Beziehung eingehen, Kinder bekommen oder umziehen, verläuft unser Leben in ziemlich festen Bahnen. So weit, so gut. Es besteht allerdings die Gefahr, dass wir auf diese Weise langsam einrosten und nur noch den Ist-Zustand erhalten wollen. Neues oder Unbekanntes löst Unruhe oder sogar Ängste aus. Wir werden vorsichtig und schotten uns vom Leben ab. Erlauben Sie sich deshalb im Alltag immer mal wieder kleine Verrücktheiten. Lösen Sie sich von gewohnten Denk- und Verhaltensweisen, indem Sie etwas Verrücktes tun. Machen Sie die Erfahrung einer kleinen Grenzüberschreitung und probieren Sie andere Perspektiven aus.

Tipp: Setzen Sie sich in der Fußgängerzone neben einen Straßenmusiker und singen mit ihm gemeinsam ein Lied. Oder wünschen Sie allen Mitfahrern in der Straßenbahn laut „einen schönen Tag". Sie können auch auf einem Bein über die Wiese im Park hüpfen oder einige Meter rückwärts laufen. Oder Sie halten auf dem Marktplatz eine kurze Rede. Lassen Sie Ihrer Phantasie freien Lauf und genießen Sie Ihre verrückten Taten. Sie werden schnell feststellen: Aus gewohnten Mustern auszubrechen macht Spaß und entspannt.

ENTSCHLEUNIGER

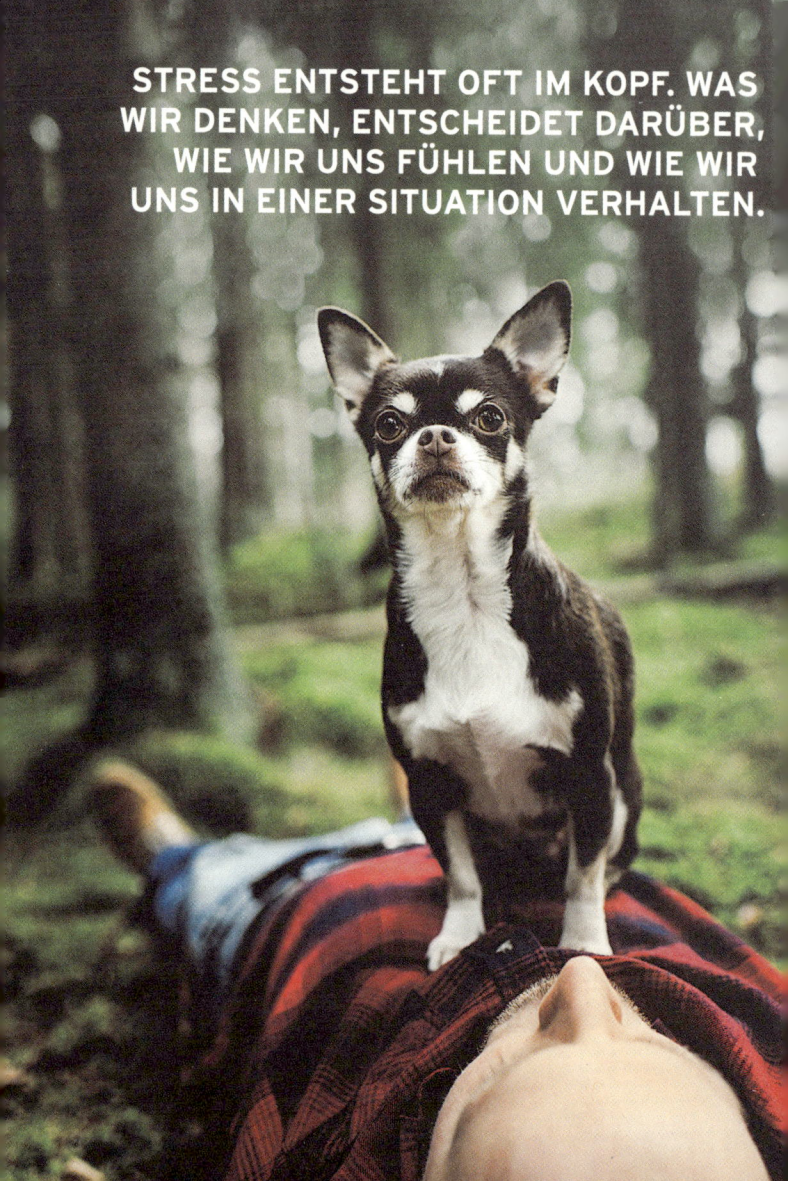

STRESS ENTSTEHT OFT IM KOPF. WAS WIR DENKEN, ENTSCHEIDET DARÜBER, WIE WIR UNS FÜHLEN UND WIE WIR UNS IN EINER SITUATION VERHALTEN.

DENKPAUSEN

Unser Verstand macht nie eine Pause. Wissenschaftler sagen, dass uns jeden Tag rund 80 000 Gedanken durch den Kopf gehen. Das sind rund 55 Gedanken pro Minute. Auch wenn wir davon nur einen sehr geringen Teil bewusst wahrnehmen, ist doch jede Menge los in unserem Kopf. Erkennen wir rechtzeitig ruhelose Gedankenprozesse, haben wir die Möglichkeit zu entscheiden, ob wir unseren Gedanken glauben und folgen wollen oder nicht. Wir gewinnen dadurch mehr Klarheit und vermeiden unnötige Grübeleien.

Es lohnt sich deshalb, die eigenen Gedanken besser kennenzulernen. Bitte benutzen Sie bei den folgenden Übungen einen Timer, damit Sie sich ganz auf die Übung konzentrieren können.

Denkpause 1

Es scheint so einfach und ist doch eine Herausforderung.

. . . .

So geht's:

1. Sie versuchen eine Minute nicht zu denken.
2. Sie zählen eine Minute Ihre Gedanken.

Übungsdauer: jeweils 1 Minute

. . . .

Denkpause 2

Lernen Sie Ihre Gedankenwelt besser kennen. Beobachten Sie nicht nur Ihre Gedanken, sondern benennen Sie sie.

. . . .

So geht's:

1. Sie ordnen Ihre Gedanken ein in:
Vergangenheit, Zukunft oder Unsinn. Sie werden überrascht sein, wie viel Unsinn Sie denken.

2. Sie teilen Ihre Gedanken ein in:
angenehm, unangenehm oder neutral.

3. Sie ordnen Ihre Gedanken ein in:
träumen, bewerten, planen, wünschen oder erinnern.

Übungsdauer: jeweils 1 bis 3 Minuten

. . . .

Denkpause 3

Je hektischer eine Situation ist, desto lauter der Gedankenlärm in unserem Kopf. Deshalb gilt es, in stressigen Situationen die eigenen Gedanken bewusst wahrzunehmen und ihnen so die Kraft zu nehmen.

. . . .

So geht's:

1. Sie fragen sich:
Welches Problem habe ich in diesem Moment?

2. Sie fragen sich:
Ist das, was ich denke, wirklich wahr?

3. Sie fragen sich:
Wie würde ich mich ohne diesen Gedanken fühlen?

4. Sie sagen sich innerlich, was Sie gerade denken. Sie formulieren also beispielsweise: „Ich denke, dass ich zu zu spät komme" oder „Ich denke, dass mein Chef meine Arbeit nicht wertschätzt". Sie identifizieren damit den unruhestiftenden Gedanken und distanzieren sich gleichzeitig von der stressigen Situation und den aufkommenden Emotionen. Auf diese Weise beruhigen Sie Ihre aufgeregte Gedankenmaschine.

Übungsdauer: 1 bis 3 Minuten

. . . .

Anspannung durch die eigene Legende

Schon früh als Kind entwerfen wir uns als Person. Wir entwickeln, unterstützt durch unsere Eltern und andere Bezugspersonen, eine Idee von uns selbst. Im Laufe der Jahre kommt eine stattliche Anzahl von Überzeugungen, Rollenmustern und Glaubenssätzen zusammen, mit denen wir uns identifizieren und nach denen wir leben. Wir werden mehr und mehr zum Ergebnis unserer Gedanken und (Wert-) Vorstellungen.

Wenn Sie beispielsweise über sich denken: „Ich bin etwas schüchtern. Mehr ein Typ für die zweite Reihe. Geld ist mir nicht so wichtig. Ich brauche meine Freiheit und lebe deshalb auch allein" – dann werden Sie in dieser Bandbreite Ihrer selbst geschaffenen Legende leben und handeln. Denn die Aussagen, die Sie über sich verinnerlicht haben, gehören fest zu Ihrem Koordinatensystem, an dem Sie sich orientieren. Das heißt, Sie sind wahrscheinlich auch im wirklichen Leben eher schüchtern, leben allein und sind beruflich nur bedingt erfolgreich.

Ich bin das, was ich glaube, was ich bin – und folgerichtig versuchen wir unser Selbstbild durch Urteile und Vorurteile zu stützen und zu schützen. Wir scannen und filtern unsere Wirklichkeit und teilen das Erlebte ein in:

gut oder schlecht, schön oder hässlich, erlaubt oder nicht erlaubt, richtig oder falsch etc. Wir sind immer darauf bedacht, die Kontrolle zu behalten, und wollen uns nicht überraschen lassen. Am liebsten soll alles so sein und bleiben, wie wir es gerne hätten. Schöne Momente wollen wir festhalten und blenden so die Dynamik des Lebens aus. Wir suchen im Außen nach Ruhe und Glück und stehen unter ständiger Anspannung. Dieser Zustand ermüdet und erschöpft uns. Zudem ist die Anstrengung, die wir unternehmen, völlig unnötig.

Die Ruhe, die wir zum Teil so verzweifelt suchen, ist in uns – und sie ist grenzenlos. Wir brauchen nur unsere Aufmerksamkeit auf sie zu lenken. Unsere inneren Stimmen beruhigen sich, der Gedankenlärm wird leiser, und Neues und Schönes kann entstehen. In diesen Momenten der Ruhe sind wir kein Opfer unserer eigenen Legende, sondern kommen in Kontakt mit unserer Seele.

Tipp: Gönnen Sie sich am Tag Ruhepausen, setzen Sie bewusst die unruhestiftende „Gut-schlecht-Rasterbrille" ab und genießen Sie die Augenblicke, in denen Sie loslassen, zu sich finden und das Leben einfach so nehmen, wie es ist.

Schlusswort

Sie haben mit diesem Buch viele unterschiedliche Entspannungsübungen an die Hand bekommen. Ich bin mir sicher, Sie werden sehr schnell herausfinden, welche Übung zu Ihnen passt und wann und wie Sie sie einsetzen können.

Entspannungspausen müssen nicht sehr lang sein. Mehrere kleine Pausen am Tag lassen sich leichter umsetzen und sind ebenso wirksam. Überfordern Sie sich nicht. Seien Sie freundlich zu sich selbst und humorvoll. Stellen Sie sich einen Timer und starten Sie mit einer Minute – vielleicht gleich am Morgen. Entwickeln Sie für sich eine Regenerationsroutine. Üben Sie täglich. Mit regelmäßigem Training zu festen Zeiten bringen Sie mehr Entspannung und Erholung in Ihr Leben.

Am besten Sie üben am Anfang zu Hause. In aller Ruhe können Sie so die Abläufe verinnerlichen und sie dann auch in stressigen Situationen abrufen. Entspannungsübungen am Morgen lassen Sie gut in den Tag starten. Bewusstes Entspannen am Abend lässt Sie besser schlafen.

Möglicherweise gibt es Tage, die sind so vollgepackt und verplant, dass Sie vermeintlich keine Zeit für eine Entspannungsübung haben. Dann nehmen Sie zumindest einen tiefen, bewussten Atemzug. Nur einen einzigen:

Bildnachweis

S. 10 Corbis/Paul A. Souders ; S. 20 Corbis/LM Photo ; S. 28 getty images/Martina Geiss/Fuse ; S. 40, 41 Corbis/Image Source ; S. 44 Shutterstock/auremar ; S. 55 Shutterstock/Ammit Jack ; S. 64 Corbis/Tammy Hanratty ; S. 67 Corbis/Joana Kruse/age fotostock Spain S.L. ; S. 71 Lilly Lauterbach; S. 77 getty images/art at its best! ; S. 80 getty images/Chris Gramly ; S. 83 getty images/Ron Chapple ; S. 85 Shutterstock/Ditty_about_summer ; S. 94 getty images/Mark Lewis ; S. 106 Shutterstock/tiverylucky ; S. 114 Corbis/Peter Schiazza ; S. 120 getty images/knape.

Sie atmen ein... und wieder aus... Es würde mich nicht überraschen, wenn daraus dann doch zwei, drei, vier oder sogar fünf achtsame Atemzüge werden.

Jeder Moment der Ruhe und der (Gedanken-) Stille ist gleichzeitig auch eine Chance, mit Ihrer Seele in Kontakt zu kommen. Hier finden Sie Glück, Vertrauen und eine tiefe Lebensfreude.

Es ist höchste Zeit für einen Tempowechsel. Nehmen Sie mehrmals am Tag die Geschwindigkeit aus Ihrem Leben. Ich wünsche Ihnen viele entspannte Momente.